中国医学院校指南
（2017）

林 雷 编著

科学出版社

北 京

内 容 简 介

本书以"开设临床医学或中医学（含民族医学）本科专业的高等教育机构"来框定医学院校的主体，并选取学校历史沿革、校址、网址、学科专业设置、专业认证情况、附属医院设置、教学成果奖项目等观测点，对中国大陆 170 所和港澳台地区 16 所高等院校的医科进行逐一介绍，同时收录了与高等医学教育有关的大量其他数据，在一定程度上反映了当前我国高等医学教育的全貌。

本书对广大医学教育管理工作者和有志于学医的青年学生，都有一定的参考价值。

图书在版编目(CIP)数据

中国医学院校指南（2017） / 林雷编著. —北京：科学出版社，2016.9
ISBN 978-7-03-049701-7

Ⅰ. ①中… Ⅱ. ①林… Ⅲ. ①医学院校-介绍-中国 Ⅳ. ①R-4

中国版本图书馆 CIP 数据核字（2016）第 199921 号

责任编辑：赵炜炜　胡治国 / 责任校对：李　影
责任印制：张　伟 / 封面设计：陈　敬

科 学 出 版 社 出版
北京东黄城根北街 16 号
邮政编码：100717
http://www.sciencep.com

北京京华虎彩印刷有限公司 印刷
科学出版社发行　各地新华书店经销
*

2016 年 9 月第 一 版　　开本：B5（720×1000）
2017 年 5 月第三次印刷　　印张：11 1/2
字数：222 000
定价：55.00 元
（如有印装质量问题，我社负责调换）

2016 年初版序言

健康所系，性命相托。医学教育承担着维护健康和培养人才的双重使命，历来受到人们的广泛重视。在我国全面建成小康社会的关键期，《国民经济和社会发展第十三个五年规划纲要》提出了"推进建设健康中国"的新目标，并将其纳入国家整体发展战略。在这一战略实施过程中，高等医学院校将发挥重要作用。

我国医学院校的发展，走过比较曲折的历程。晚清和民国时期，是医学院校的初创阶段，办学模式主要受欧美和日本的影响；新中国成立后，借鉴苏联模式，对医学院校进行了较大的调整；"大跃进"时期，医学院校经过三年的过热发展，不过很快得到控制并重回正轨；"文化大革命"期间，医学院校遭到严重破坏；从1980 年起，通过中专升格为大专，大专升格为本科，中国高等医学院校迎来了一个增长高峰。

20 世纪末以来，伴随着我国高等教育的大发展，高等医学教育也取得了新的显著成绩。在"共建、调整、合作、合并"的八字方针的指导下，高等医学教育的格局有了深刻的变化：办学主体更加多元、教育投入大幅增加、教育规模扩大、办学层次提升，教育质量保障体系更加健全。但也不可否认，当前我国医学教育体系复杂，在许多方面有待理顺和完善；迫切需要作全面梳理和分析，进一步优化结构与布局。要作到这一点，首先要对目前高等医学院校的分布和高等医学教育的开展情况有全面的掌握。

温州医科大学高等教育研究所的林雷副研究员，长期关注我国高等医学教育的发展，积累了大量的资料并作了比较系统的梳理。现在，他在多年资料整理的基础上，编著了这本《中国医学院校指南（2016）》。这本书以"开设临床医学或中医学（含民族医学）本科专业的高等教育机构"来框定医学院校的主体，同时兼顾高职高专，这样的选择既符合国际惯例，又体现中国国情，是作者深思熟虑的结果。作者还选择反映医学院校办学状态和水平的几个关键观测点，逐一介绍各校的概况，读者可以很方便地作横向比较。我觉得《中国医学院校指南（2016）》是对中国医学院校作精准界定，并用数据来直观、全面反映我国高等医学教育现状的很好的尝试，这本书对于医学教育管理工作者和广大有志于学医的青年学生都有一定的参考价值。衷心祝愿《中国医学院校指南》成为了解我国高等医学教育全貌的一个窗口。

温州医科大学校长　吕　帆
2016 年 7 月

说　明

1. 本书所谓"医学院校"，主要是指开设临床医学或中医学（含民族医学）本科专业的高等教育机构。同时，本书附录举办医学类高职高专教育的高校名单。

2. 当前，我国综合性或多科性大学中的医学教育，多数由一个学院或学部统筹管理，在本书中直接称"××大学医学院（部）"或"××学院医学院（部）"；也有少数高校，其医学教育分散于若干平行的教学单位，在本书中则以"××大学（医科）"或"××学院（医科）"表示。

3. 高校的中心工作是人才培养。因此，本书重点介绍各医学院校本科和研究生教育的学科专业设置和标志性教学成果。医学教育认证是当前和今后一个时期我国政府教育主管部门着力推进的一项重要工作，也是中国医学教育国际化与标准化的重要体现。因此，本书特别列出各校通过认证的医学类专业。我国高校的布局、院系调整以及学校更名较为频繁，为便于读者了解各医学院校的发展轨迹与历史传统，本书对各院校的历史沿革也予以介绍。

鉴于医药类独立学院与母体密切依存的现状，医药类独立学院只列名单，不作具体介绍。

4. 本书数据和资料，如无特殊说明，截止时间为 2016 年 12 月。书中本科专业名称前标☆者为国家特色专业建设点，附属医院名称前标▲者为省级卫生行政部门、中医药管理部门认定的住院医师规范化培训基地。

5. 本书由"中国医学教育信息网"（www.cnmedical-edu.com）合作研发。同时参考了教育行政管理部门和有关学校官方网站的大量信息。

6. 本书编写过程中，得到温州医科大学校长吕帆教授，北京大学医学部副主任、教育部临床医学专业认证工作委员会副秘书长王维民教授，科学出版社高等医学教育出版分社李国红社长等领导和专家的热情支持和帮助，在此表示衷心的感谢！

编　者

2017 年 4 月

目　录

中国大陆医学院校

港澳台地区医学院校

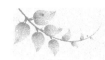

中国大陆医学院校

概　　述

　　截至 2016 年年底，中国大陆地区共有本科层次医学院校 170 所，其中独立设置的西医院校 60 所，独立设置的中医院校 25 所；150 所学校开设了临床医学本科专业，56 所学校开设了中医学（含民族医学）本科专业。

　　根据教育部 2012 年颁布的《普通高等学校本科专业目录》，医学门类下设专业类 11 个，44 种专业（其中基本专业 26 种、特设专业 18 种）；此后，又增加了少数特设专业。临床医学类、口腔医学类、中医学类、中医西医结合类、法医学类专业的基本学制是 5 年，授予医学学士学位；药学类、中药学类、医学技术类、护理学类专业的基本学制一般是 4 年，一般授予理学学士学位；基础医学类、公共卫生与预防医学类则区别不同专业授予医学或理学学士学位。

　　我国原来有 42 所高校开展七年制临床医学教育（含中医学、口腔医学、眼视光医学），从 2015 年起，这类七年制教育转入"5+3"一体化医学教育，即 5 年制本科阶段合格者直接进入本校与住院医师规范化培训有机衔接的 3 年临床医学硕士专业学位研究生教育阶段。目前，我国还有 14 所高校举办八年制医学教育（授予医学博士学位）。

　　170 所医学院校中，有 80 所学校培养医学类博士研究生，138 所学校培养医学类硕士研究生。授予的学位分学术学位和专业学位两类，前者的培养目标侧重于理论和学术研究方面，后者则以培养适应特定职业或岗位工作需要的应用性、复合型高层次人才为目标。授予学术学位的研究生培养一级学科有基础医学、临床医学、口腔医学、公共卫生与预防医学、中医学、中西医结合、药学、中药学、特种医学、医学技术、护理学等 11 个。授予专业学位的研究生按以下 7 个专业学位类别来培养：临床医学、口腔医学、公共卫生、护理、药学、中药学、中医。

　　近年来，为加强对医学教育办学质量的宏观管理，我国积极推进建立起与国际实质等效、具有中国特色的医学教育专业认证制度。2006 年以来，已有 89 所高等医学院校 134 个专业点接受了教育部临床医学专业认证工作委员会或教育部委托相关教学指导委员会组织的临床医学、中医学、口腔医学、护理学、药学、中药学专业认证。

北 京 市

北京大学医学部①

成立时间： 1912 年

所在地： 北京市

医学类本科专业： 基础医学、☆临床医学、临床医学（八年）、☆口腔医学、口腔医学（八年）、☆预防医学、☆药学、医学检验技术、医学实验技术、口腔医学技术、护理学

通过认证的专业及首次认证时间： 临床医学（2013 年）

医学类一级学科硕士点： 基础医学、临床医学、口腔医学、公共卫生与预防医学、中西医结合、药学、护理学

医学类一级学科博士点： 基础医学、临床医学、口腔医学、公共卫生与预防医学、中西医结合、药学、护理学

专业学位类别： 临床医学博士/硕士、口腔医学博士/硕士、公共卫生硕士、护理硕士、药学硕士

直属附属医院： ▲北京大学第一医院、▲北京大学人民医院、▲北京大学第三医院、▲北京大学口腔医院、北京肿瘤医院、▲北京大学第六医院

历史沿革： 1912 年 10 月 26 日，国立北京医学专门学校成立；1946 年 7 月，并入北京大学；1952 年独立建院，命名为北京医学院；1985 年 5 月更名为北京医科大学。2000 年 4 月 3 日，与北京大学合并，组建了新的北京大学。

近两届国家级教学成果奖获奖项目：

基于网络环境的临床医学自主学习体系及其信息化平台的建设与应用（2009 年，一等奖）

基础医学本科生创新型人才培养模式的研究和实践（2009 年，二等奖）

医学研究生综合素质内涵及指标体系的构建与实践（2009 年，二等奖）

"药物化学"国家精品课程建设和新药研发创新人才培养（2009 年，二等奖，第 3 完成单位）

德育为先能力为重推进临床实践教学综合改革（2014 年，一等奖）

我国临床医学教育综合改革的探索和创新——"5+3"模式的构建与实践（2014 年，特等奖，第 6 完成单位）

网址： http://www.bjmu.edu.cn

注：①北京大学属"985 工程""211 工程"高校。

北京协和医学院

成立时间：1917 年

所在地：北京市

医学类本科专业：☆临床医学（八年）、药学、☆护理学

通过认证的专业及首次认证时间：（暂无）

医学类一级学科硕士点：基础医学、临床医学、口腔医学、公共卫生与预防医学、中西医结合、药学、中药学、护理学

医学类一级学科博士点：基础医学、临床医学、公共卫生与预防医学、中西医结合、药学、护理学

专业学位类别：临床医学博士/硕士、口腔医学硕士、公共卫生硕士、护理硕士、药学硕士

直属附属医院：▲中国医学科学院北京协和医院、中国医学科学院阜外心血管病医院、▲中国医学科学院肿瘤医院、中国医学科学院整形外科医院、中国医学科学院血液病医院、中国医学科学院皮肤病医院

历史沿革：学校前身是西方国家 6 个教会团体联合创办的北京协和医学堂，1915 年由洛克菲勒基金会在中国成立的驻华医社接办，改组并更名为私立北京协和医学院。1917 年，该校医学预科开学；1919 年，本科开始。1929 年更名为私立北平协和医学院；1949 年 9 月改称北京协和医学院；1951 年由教育部、卫生部接管，更名中国协和医学院；1957 年并入中国医学科学院，学校停办；1959 年在原协和医学院的基础上成立了中国医科大学；1979 年 8 月更名为中国首都医科大学；1985 年更名中国协和医科大学。2006 年 9 月，北京协和医学院与清华大学实行紧密合作办学，可同时使用"北京协和医学院—清华大学医学部"作为第二名称，学校仍为独立法人单位，并进入"211"和"985"工程建设行列。

近两届国家级教学成果奖获奖项目：

中国第一个医学博士、理学博士双博士培养模式的建立和探索（2009 年，二等奖）

我国护理学本科教育教学标准体系的构建与应用（2009 年，二等奖，第 3 完成单位）

网址：http：//www.pumc.edu.cn

北京中医药大学①

成立时间：1956 年

所在地：北京市

医学类本科专业：☆中医学、☆针灸推拿学、中医学（5+3）、药学、☆中药

注：①北京中医药大学属"211 工程"高校。

学、中药制药、护理学

　　通过认证的专业及首次认证时间：（暂无）

　　医学类一级学科硕士点：中医学、中西医结合、中药学

　　医学类一级学科博士点：中医学、中西医结合、中药学

　　专业学位类别：护理硕士、中药学硕士、中医博士/硕士

　　直属附属医院：▲北京中医药大学东直门医院、北京中医药大学东方医院、北京中医药大学第三附属医院、北京中医药大学枣庄医院

　　历史沿革：创建于 1956 年，原名北京中医学院；1960 年，被确定为全国重点大学；1993 年，更名为北京中医药大学；2000 年，与北京针灸骨伤学院合并组成新的北京中医药大学。

　　近两届国家级教学成果奖获奖项目：

　　建立长效机制，切实推进医学生素质教育改革（2009 年，二等奖）

　　"院校教育与传统教育"相结合的中医人才培养新模式的研究与实践（2014年，二等奖）

　　网址：http://www.bucm.edu.cn

首都医科大学^①

　　成立时间：1960 年

　　所在地：北京市

　　医学类本科专业：基础医学、☆临床医学、临床医学（5+3）、☆口腔医学、口腔医学（5+3）、☆预防医学、☆中医学、☆药学、临床药学、中药学、医学检验技术、医学实验技术、康复治疗学、☆护理学

　　通过认证的专业及首次认证时间：临床医学（2014 年）

　　医学类一级学科硕士点：基础医学、临床医学、口腔医学、公共卫生与预防医学、中医学、中西医结合、药学、中药学、护理学

　　医学类一级学科博士点：基础医学、临床医学、口腔医学、公共卫生与预防医学、药学、护理学

　　专业学位类别：临床医学博士/硕士、口腔医学博士/硕士、公共卫生硕士、护理硕士、药学硕士、中药学硕士、中医博士/硕士

　　直属附属医院：▲首都医科大学宣武医院

　　历史沿革：首都医科大学创建于 1960 年 9 月 12 日，原名北京第二医学院；1985 年，更名为首都医学院；1986 年，被确定为市属重点院校。1994 年 2 月 5日经教育部批准，更名为首都医科大学。2001 年，北京联合大学中医药学院、

_____

注：①首都医科大学是北京市人民政府、国家卫生计生委和教育部共建的医学院校。

北京医学高等专科学校和北京职工医学院并入首都医科大学。

近两届国家级教学成果奖获奖项目：

首都农村医学人才培养体系建设与农村医学人才培养的研究与实践（2009年，特等奖）

临床医学研究生综合能力培养模式的改革与实践（2009年，二等奖）

医学实验实践教学体系的研究与实践（2009年，二等奖）

整合临床学科，转变培养理念，实施医学创新人才培养的研究与实践（2014年，二等奖）

网址：http://www.ccmu.edu.cn

清华大学（医科）①

成立时间：2001年

所在地：北京市

医学类本科专业：临床医学（八年）②、临床医学（医学实验班）③、药学

通过认证的专业及首次认证时间：（暂无）

医学类一级学科硕士点：基础医学、临床医学、药学

医学类一级学科博士点：（暂无）

专业学位类别：临床医学硕士、公共卫生硕士

直属附属医院：清华大学第一附属医院（华信医院）、清华大学第二附属医院（玉泉医院）、北京清华长庚医院

历史沿革：清华大学医学院成立于2001年10月25日，首任院长是我国著名医学科学家、两院院士吴阶平先生。2009年开设"医学药学实验班"，2013年更名为"医学实验班"。2015年，清华大学在医学院药学系的基础上成立药学院。

近两届国家级教学成果奖获奖项目：（暂无）

网址：http://www.tsinghua.edu.cn

注：①清华大学属"985工程""211工程"高校。清华大学医科相关院系有：清华大学医学院、清华大学药学院。

②北京协和医学院（清华大学医学部）自2003年起将"临床医学"专业的招生计划纳入清华大学总招生计划，由两校共同完成招生录取工作。凡志愿报考协和"临床医学"专业的考生，在填报志愿时应填报清华大学临床医学专业。

③清华大学医学院的医学实验班以培养医师科学家为目标，采用"3+2+3"八年制培养方案。

天 津 市

天津医科大学[①]

成立时间：1951 年

所在地：天津市

医学类本科专业：基础医学、☆临床医学、麻醉学、☆医学影像学、眼视学医学、临床医学(5+3)、口腔医学、口腔医学(5+3)、预防医学、☆药学、药物制剂、临床药学、☆医学检验技术[②]、医学影像技术、眼视光学、康复治疗学、☆护理学

通过认证的专业及首次认证时间：临床医学（2014 年），口腔医学（2013 年）、护理学（2012 年）

医学类一级学科硕士点：基础医学、临床医学、口腔医学、公共卫生与预防医学、中西医结合、药学、护理学

医学类一级学科博士点：基础医学、临床医学、口腔医学、公共卫生与预防医学、中西医结合、护理学

专业学位类别：临床医学博士/硕士、口腔医学硕士、公共卫生硕士、护理硕士、药学硕士

直属附属医院：▲天津医科大学总医院、▲天津医科大学第二医院、▲天津医科大学肿瘤医院、▲天津医科大学口腔医院、天津医科大学代谢病医院、天津医科大学眼科医院

历史沿革：学校前身是创建于 1951 年的天津医学院。1994 年，天津医学院与天津第二医学院合并组建天津医科大学。

近两届国家级教学成果奖获奖项目：

来华留学生临床医学专业全英文教学与质量保障体系的建立与实践（2009 年，一等奖）

本科助产紧缺人才培养模式建立的探索与实践（2014 年，二等奖）

网址：http://www.tmu.edu.cn

注：①天津医科大学属"211 工程"高校，天津市人民政府、国家卫生计生委和教育部共建的医学院校。

②该专业被确定为国家特色专业建设点时，称"医学检验"，现根据教育部 2012 年公布的《普通高等学校本科专业目录新旧专业对照表》，改为"医学检验技术"。下同。

南开大学（医科）^①

成立时间：1993 年

所在地：天津市

医学类本科专业：临床医学、临床医学（5+3）、口腔医学、药学

通过认证的专业及首次认证时间：（暂无）

医学类一级学科硕士点：基础医学、临床医学、口腔医学、药学

医学类一级学科博士点：临床医学

专业学位类别：临床医学硕士、口腔医学硕士

直属附属医院：南开大学附属医院（天津市第四医院）

历史沿革：南开大学医学院于 1988 年筹办，1989 年招生，1993 年经国家教委批准正式成立。

近两届国家级教学成果奖获奖项目：（暂无）

网址：http：//medical.nankai.edu.cn

天津中医药大学

成立时间：1958 年

所在地：天津市

医学类本科专业：食品卫生与营养学、☆中医学、☆针灸推拿学、中医学（5+3）、中西医临床医学、药学、药物制剂、临床药学、☆中药学、中药资源与开发、中药制药、医学检验技术、医学影像技术、康复治疗学、护理学

通过认证的专业及首次认证时间：

医学类一级学科硕士点：中医学、中西医结合、药学、中药学、护理学

医学类一级学科博士点：中医学、中西医结合、中药学

专业学位类别：护理硕士、中药学硕士、中医博士/硕士

直属附属医院：▲天津中医药大学第一附属医院、天津中医药大学第二附属医院、天津中医药大学附属保康医院

历史沿革：1958 年，天津市中医学校、天津市中医进修学校、中医研究班、中医医院 4 个单位合并成立天津中医学院。1962 年，学院迁至河北；1970 年并入河北医学院。1978 年，天津市人民政府批准恢复重建天津中医学院，2006 年更名为天津中医药大学。

注：①南开大学属"985 工程""211 工程"高校。南开大学医科相关院系有：医学院、药学院。

近两届国家级教学成果奖获奖项目：

中医学实践教学模式的构建与实践（2009 年，一等奖）

中医药大学生发展能力培育体系的建设与实践（2014 年，二等奖）

网址：http://new s13.tjutcm.edu.cn/c2015.htm

武警后勤学院（医科）

成立时间：1984 年

所在地：天津市

医学类本科专业：临床医学、医学检验①、药学

通过认证的专业及首次认证时间：（暂无）

医学类一级学科硕士点：临床医学、公共卫生与预防医学

医学类一级学科博士点：（暂无）

专业学位类别：临床医学硕士、药学硕士

直属附属医院：▲武警后勤学院附属医院

历史沿革：学院前身为成立于 1984 年的武警医学院，2011 年 9 月改建为武警后勤学院。

近两届国家级教学成果奖获奖项目：（暂无）

网址：http://www.lupapf.com

注：①该专业学制五年，授予医学学士学位。武警后勤学院隶属于武警部队后勤部，不属于普通高校，因而其专业设置并未严格遵循《普通高等学校本科专业目录》。以下第二、第三、第四军医大学的本科专业也有类似情况。

河 北 省

河北医科大学

成立时间：1894 年

所在地：河北省石家庄市

医学类本科专业：☆临床医学、麻醉学、医学影像学、精神医学、临床医学（5+3）、☆口腔医学、☆预防医学、食品卫生与营养学、中西医临床医学、☆药学、药物制剂、临床药学、药物分析、法医学、医学检验技术、医学影像技术、康复治疗学、卫生检验与检疫、护理学

通过认证的专业及首次认证时间：（暂无）

医学类一级学科硕士点：基础医学、临床医学、口腔医学、公共卫生与预防医学、药学、特种医学、护理学

医学类一级学科博士点：基础医学、临床医学

专业学位类别：临床医学博士/硕士、口腔医学硕士、公共卫生硕士、药学硕士

直属附属医院：河北医科大学第一医院、▲河北医科大学第二医院、▲河北医科大学第三医院、▲河北医科大学第四医院、河北医科大学口腔医院

历史沿革：1894 年，直隶总督李鸿章在天津创办北洋医学堂。1910 年更名北洋海军医学堂，1913 年更名为直隶医学专门学校。1915 年 9 月，直隶省利用停止招生的直隶高等师范学校部分经费和校舍，在保定重建直隶医学专门学校。（同年 10 月，直隶医学专门学校原校址收归海军部管辖，改为"海军军医学校"。）1921 年，直隶医学专门学校并入河北大学。1931 年，河北大学停办，该校医科独立建院，始称河北省立医学院。1949 年，河北省立医学院更名为河北医学院。1958 年，由保定迁至石家庄。1995 年，河北医学院、河北中医学院、石家庄医学高等专科学校三校合并，组建河北医科大学。2009 年，石家庄卫生学校并入河北医科大学。2013 年，河北省政府决定恢复独立建制的河北中医学院，河北中医学院从河北医科大学分离。

近两届国家级教学成果奖获奖项目：（暂无）

网址：http：//www.hebmu.edu.cn

河北中医学院

成立时间： 1958 年

所在地： 河北省石家庄市

医学类本科专业： ☆中医学、针灸推拿学、中西医临床医学、中药学、中药资源与开发、医学检验技术、医学影像技术、康复治疗学、护理学

通过认证的专业及首次认证时间：（暂无）

医学类一级学科硕士点： 中医学、中药学

医学类一级学科博士点：（暂无）①

专业学位类别： 中药学硕士、中医博士/硕士、护理硕士

直属附属医院： ▲河北省中医院

历史沿革： 1956 年，经河北省人民政府批准，在保定市兴建河北省中医专科学校；1958 年，河北省中医进修学校并入，定名为河北中医学院；1962 年，迁至天津，与天津中医学院合并；1969 年，迁至石家庄，与河北医学院合并组建为河北新医大学；1983 年，河北中医学院恢复独立建制；1995 年，与河北医学院、石家庄高等医学专科学校合并组建为河北医科大学；2013 年 4 月，经教育部批准恢复独立建制。2015 年 5 月，经国务院学位委员会批准，确认为博士、硕士学位授予单位。

近两届国家级教学成果奖获奖项目：（暂无）

网址： http：//www.hebcm.edu.cn/

承德医学院

成立时间： 1945 年

所在地： 河北省承德市

医学类本科专业： ☆临床医学、麻醉学、医学影像学、中医学、针灸推拿学、中西医临床医学、中药学、康复治疗学、☆护理学

通过认证的专业及首次认证时间： 临床医学（2013 年）

医学类一级学科硕士点： 基础医学、临床医学、中药学

医学类一级学科博士点：（暂无）

专业学位类别： 临床医学硕士、护理硕士、中药学硕士

直属附属医院： ▲承德医学院附属医院

历史沿革： 承德医学院的前身是 1945 年成立的冀东军区卫生干部学校，1958 年改建为承德医学专科学校，1982 年升格为本科院校，更名为承德医

注：①河北中医学院有 2 个二级学科博士学位授权点。

学院。

近两届国家级教学成果奖获奖项目：（暂无）

网址：http://www.cdmc.edu.cn

河北北方学院（医科）[①]

成立时间： 1945 年

所在地： 河北省张家口市

医学类本科专业： 临床医学、麻醉学、医学影像学、口腔医学、中医学、针灸推拿学、中西医临床医学、☆药学、药物制剂、中药学、法医学、医学检验技术、康复治疗学、卫生检验与检疫、护理学

通过认证的专业及首次认证时间：（暂无）

医学类一级学科硕士点： 临床医学、药学

医学类一级学科博士点：（暂无）

专业学位类别： 临床医学硕士、中医硕士

直属附属医院： 河北北方学院附属第一医院、河北北方学院附属第二医院

历史沿革： 1945 年，晋察冀白求恩卫生学校成立，曾先后易名为华北军区医科大学张家口三分校（1949 年 4～10 月），察哈尔省立医科专门学校（1949 年 10 月～1953 年 1 月），华北医士学校（1953 年 1～7 月），张家口医士学校（1953 年 7 月～1958 年 7 月），张家口医学院（1958 年 7 月～1959 年 8 月），张家口医学专科学校（1959 年 8 月～1982 年 12 月）。1982 年 12 月，经教育部批准升格为本科院校，定名为张家口医学院。2003 年 9 月，张家口医学院、张家口师范专科学校和张家口农业高等专科学校合并组建河北北方学院。

近两届国家级教学成果奖获奖项目：（暂无）

网址：http://www.hebeinu.edu.cn/

华北理工大学（医科）[②]

成立时间： 1926 年

所在地： 河北省唐山市

医学类本科专业： ☆临床医学、麻醉学、医学影像学、口腔医学、☆预防医学、中医学、针灸推拿学、中西医临床医学、药学、药物制剂、中药学、医学检验技术、医学实验技术、☆康复治疗学、☆护理学

通过认证的专业及首次认证时间： 临床医学（2014 年）、中医学（2010 年）

注：①河北北方学院的医科相关院系有：基础医学院、医学检验学院、中医学院、药学系及各临床医学院。
　　②华北理工大学的医科相关院系有：护理与康复学院、中医学院、口腔医学院、药学院。

医学类一级学科硕士点： 基础医学、临床医学、公共卫生与预防医学、中医学、护理学

医学类一级学科博士点： 公共卫生与预防医学

专业学位类别： 临床医学硕士、公共卫生硕士、中医硕士、药学硕士

直属附属医院： 华北理工大学附属医院

历史沿革： 华北理工学院医科的前身是开滦高级护士职业学校，创办于1926年10月。1958年9月，改建为开滦医学专科学校。1963年，经国务院批准成立唐山煤矿医学院，招收医学本科生。1971年11月，更名为河北医学院。1984年9月，更名为华北煤炭医学院。2010年5月，河北理工大学与华北煤炭医学院合并组建河北联合大学。2015年，河北联合大学更名为"华北理工大学"。

近两届国家级教学成果奖获奖项目：
应用型本科生创新教育模式的探索与实践（2009年，二等奖）

网址： http://www.ncst.edu.cn

河北大学医学部

成立时间： 1949年

所在地： 河北省保定市

医学类本科专业： 临床医学、口腔医学、预防医学、中医学、药学、药物制剂、中药学、医学影像技术、卫生检验与检疫、护理学

通过认证的专业及首次认证时间：（暂无）

医学类一级学科硕士点： 临床医学、中西医结合、药学、护理学

医学类一级学科博士点：（暂无）

专业学位类别： 临床医学硕士、药学硕士、中医硕士

直属附属医院： ▲河北大学附属医院

历史沿革： 1949年，平原省立医科学校成立；1958年，改建为保定医学院；后来相继改为保定医学专科学校（1959年）、河北省卫生学校（1981年）、河北省职工医学院（1983年）。2005年，河北省职工医学院并入河北大学，成立河北大学医学部。

近两届国家级教学成果奖获奖项目：（暂无）

网址： http://yxb.hbu..cn

河北工程大学医学部

成立时间： 1958 年

所在地： 河北省邯郸市

医学类本科专业： 临床医学、医学检验技术、医学影像技术、康复治疗学、护理学

通过认证的专业及首次认证时间：（暂无）

医学类一级学科硕士点：（暂无）

医学类一级学科博士点：（暂无）

专业学位类别： 临床医学硕士

直属附属医院： 河北工程大学附属医院

历史沿革： 前身是成立于 1958 年的邯郸医学专科学校（由河北省石家庄医士学校迁至邯郸后与邯郸卫生学校合并组成），后又历经邯郸地区卫生学校（1962～1975 年）、河北新医大学邯郸分校（1975～1979 年）、河北医学院邯郸分院（1979～1992 年）、邯郸医学高等专科学校（1992～2003 年）等办学时期。2003 年，邯郸医学高等专科学校与河北建筑科技学院、华北水利水电学院（邯郸分部）、邯郸农业高等专科学校合并为河北工程学院。2006 年，河北工程学院更名为河北工程大学。2016 年，河北工程大学成立医学部。

近两届国家级教学成果奖获奖项目：（暂无）

网址： http://yixue.hebeu.edu.cn

山 西 省

山西医科大学

成立时间：1919 年

所在地：山西省太原市

医学类本科专业：☆临床医学、麻醉学、医学影像学、精神医学、儿科学、临床医学（5+3）、口腔医学、☆预防医学、☆药学、药物制剂、临床药学、中药学、☆法医学、医学检验技术、医学实验技术、医学影像技术、眼视光学、康复治疗学、卫生检验与检疫、☆护理学

通过认证的专业及首次认证时间：（暂无）

医学类一级学科硕士点：基础医学、临床医学、公共卫生与预防医学、药学、中药学、护理学

医学类一级学科博士点：临床医学、公共卫生与预防医学、护理学

专业学位类别：临床医学硕士、口腔医学硕士、公共卫生硕士、护理硕士、药学硕士

直属附属医院：▲山西医科大学第一医院、▲山西医科大学第二医院、山西医科大学口腔医院

历史沿革：山西医科大学的前身是山西医学传习所，创建于 1919 年。学校多次易名，数次迁址。1932 年 1 月，改为私立山西川至医学专科学校。1940 年 3 月，更名为山西大学医学专修科。1946 年 8 月，升格为国立山西大学医学院。1953 年 9 月，独立建校，更名为山西医学院。1996 年 4 月，更名为山西医科大学。

近两届国家级教学成果奖获奖项目：

系统性素质教育支撑下的临床胜任力培养模式研究与实践（2014 年，二等奖）

网址：http://www.sxmu.edu.cn

长治医学院

成立时间：1946 年

所在地：山西省长治市

医学类本科专业：☆临床医学、麻醉学、医学影像学、精神医学、口腔医学、预防医学、药学、医学检验技术、医学实验技术、医学影像技术、康复治疗

学、☆护理学

通过认证的专业及首次认证时间：临床医学（2012 年）

医学类一级学科硕士点：（暂无）

医学类一级学科博士点：（暂无）

专业学位类别：临床医学硕士

直属附属医院：长治医学院附属和平医院、长治医学院附属和济医院

历史沿革：学校前身是 1946 年"晋冀鲁豫军区白求恩国际和平医院总院"开办的护士学校。1948 年，开办和平医专；1958 年，改建为"晋东南医学专科学校"；1986 年，升格为本科院校，更名为长治医学院。

近两届国家级教学成果奖获奖项目：

以急救医学为平台，开展系统化教学改革，培养多层次实用型医学人才（2009 年，二等奖）

以卫生服务能力提升为导向的临床医学专业人才培养模式改革与实践（2014 年，二等奖）

网址：http://www.czmc.com

山西中医学院

成立时间：1989 年

所在地：山西省太原市

医学类本科专业：☆中医学、针灸推拿学、中西医临床医学、药学、药物分析、中药学、康复治疗学、护理学

通过认证的专业及首次认证时间：中医学（2014 年）

医学类一级学科硕士点：中医学、中西医结合、中药学

医学类一级学科博士点：（暂无）

专业学位类别：护理硕士、中药学硕士、中医硕士

直属附属医院：▲山西中医学院附属医院、山西中医学院第三中医院、山西中医学院中西医结合医院

历史沿革：山西中医学院于 1982 年由国务院批准筹建。1986 年，学校接收原山西医学院中医大学班。1989 年 6 月，山西中医学院正式挂牌成立。

近两届国家级教学成果奖获奖项目：（暂无）

网址：http://www.sxtcm.com

山西大同大学医学院

成立时间：1958 年

所在地：山西省大同市

医学类本科专业：临床医学、中医学、医学检验技术、护理学

通过认证的专业及首次认证时间：（暂无）

医学类一级学科硕士点：（暂无）

医学类一级学科博士点：（暂无）

专业学位类别：（暂无）

直属附属医院：山西大同大学附属医院

历史沿革：山西大同大学医学院前身为大同医学专科学校，创建于 1958 年，直属于山西省教育厅。2000 年，与山西医科大学联合办学，成立山西医科大学大同学院，同年开始招收本科生。2002 年，经教育部、山西省政府批准，与原雁北师范学院、山西工业职业技术学院、大同职业技术学院合并组建山西大同大学，更名为山西大同大学医学院。

近两届国家级教学成果奖获奖项目：（暂无）

网址：http：//www.sxdtdx.edu.cn/yxy

内蒙古自治区

内蒙古医科大学

成立时间： 1956 年

所在地： 内蒙古自治区呼和浩特市

医学类本科专业： 临床医学、麻醉学、医学影像学、精神医学、口腔医学、预防医学、中医学、针灸推拿学、☆蒙医学、药学、药物制剂、临床药学、☆中药学、中药资源与开发、☆蒙药学、法医学、医学检验技术、康复治疗学、护理学

通过认证的专业及首次认证时间： 药学（2014 年）

医学类一级学科硕士点： 基础医学、临床医学、中医学、药学、中药学、护理学

医学类一级学科博士点：（暂无）

专业学位类别： 临床医学硕士、口腔医学硕士、护理硕士、药学硕士、中医硕士

直属附属医院： ▲内蒙古医科大学附属医院、内蒙古医科大学第二附属医院、内蒙古医科大学附属人民医院

历史沿革： 学校前身是建于 1956 年的内蒙古医学院，当时隶属卫生部，1958 年划归内蒙古自治区管理。2012 年，更名为内蒙古医科大学。

近两届国家级教学成果奖获奖项目：（暂无）

网址： http://www.immc.edu.cn

内蒙古科技大学包头医学院

成立时间： 1958 年

所在地： 内蒙古自治区包头市

医学类本科专业： 临床医学、麻醉学、医学影像学、放射医学、口腔医学、☆预防医学、中医学、药学、法医学、医学检验技术、卫生检验与检疫、护理学

通过认证的专业及首次认证时间：（暂无）

医学类一级学科硕士点： 临床医学、公共卫生与预防医学

医学类一级学科博士点：（暂无）

专业学位类别： 临床医学硕士、口腔医学硕士、公共卫生硕士

直属附属医院：▲包头医学院第一附属医院、包头医学院第二附属医院

历史沿革：包头医学院创办于 1958 年，1962 年停办，改为内蒙古卫生干部进修学院。1965 年，经国务院批准改名为包头医学专科学校；1978 年，恢复包头医学院。2003 年，与包头钢铁学院、包头师范学院合并，组建内蒙古科技大学。2004 年，内蒙古自治区政府决定将内蒙古科技大学原三校分开，各自独立运行，原包头医学院冠名为"内蒙古科技大学包头医学院"。

近两届国家级教学成果奖获奖项目：（暂无）

网址：http：//www.btmc.cn

内蒙古民族大学（医科）[①]

成立时间：1978 年

所在地：内蒙古自治区通辽市

医学类本科专业：临床医学、蒙医学、药物制剂、蒙药学、医学检验技术、医学影像技术、护理学

通过认证的专业及首次认证时间：暂无

医学类一级学科硕士点：临床医学、中西医结合、中药学

医学类一级学科博士点：（暂无）[②]

专业学位类别：（暂无）

直属附属医院：▲内蒙古民族大学附属医院

历史沿革：1958 年，哲里木盟卫生学校成立；1978 年底，教育部决定在哲里木盟卫生学校的基础上建立哲里木盟医学院；1979 年，吉林省教育局将哲里木盟医学院改称为哲里木医学院。1980 年，内蒙古民族医学院筹备组从呼和浩特迁到通辽，与哲里木医学院合并，成立内蒙古民族医学院；1987 年，内蒙古民族医学院改建为内蒙古蒙医学院。2000 年，内蒙古蒙医学院、内蒙古民族师范学院、哲里木畜牧学院三校合并组建内蒙古民族大学。

近两届国家级教学成果奖获奖项目：（暂无）

网址：http：//www.imun.edu.cn

注：①内蒙古民族大学的医科相关院系有：蒙医药学院、医学院、护理学院。
②内蒙古民族大学有服务国家特殊需求蒙药学博士人才培养项目。

赤峰学院医学院

成立时间：1958 年

所在地：内蒙古自治区赤峰市

医学类本科专业：临床医学、口腔医学、蒙医学、药学、医学检验技术、护理学

通过认证的专业及首次认证时间：（暂无）

医学类一级学科硕士点：（暂无）

医学类一级学科博士点：（暂无）

专业学位类别：（暂无）

直属附属医院：赤峰学院附属医院、赤峰学院第二附属医院

历史沿革：赤峰学院医学院的前身是成立于 1958 年的赤峰卫生学校。2003 年经教育部批准，赤峰民族师范高等专科学校与赤峰教育学院、内蒙古广播电视大学赤峰分校、赤峰卫生学校、内蒙古幼儿师范学校合并组建赤峰学院。

近两届国家级教学成果奖获奖项目：（暂无）

网址：http：//web.cfxy.cn/yxy

辽 宁 省

中国医科大学①

成立时间：1931 年

所在地：辽宁省沈阳市

医学类本科专业：☆临床医学、麻醉学、☆医学影像学、精神医学、儿科学、临床医学（5+3）、口腔医学、☆预防医学、药学、药物制剂、临床药学、☆法医学、医学检验技术、医学影像技术、康复治疗学、☆护理学

通过认证的专业及首次认证时间：临床医学（2011 年）、口腔医学（2014 年）

医学类一级学科硕士点：基础医学、临床医学、口腔医学、公共卫生与预防医学、药学、护理学

医学类一级学科博士点：基础医学、临床医学、口腔医学、公共卫生与预防医学、护理学

专业学位类别：临床医学博士/硕士、口腔医学博士/硕士、公共卫生硕士、护理硕士、药学硕士

直属附属医院：▲中国医科大学附属第一医院、▲中国医科大学附属盛京医院、中国医科大学附属口腔医院、▲中国医科大学附属第四医院

历史沿革：前身为中国工农红军卫生学校，1931 年 11 月创建于江西瑞金。1934 年，随中央红军转移；1940 年 9 月在延安，更名为现名；1946 年，迁至兴山（鹤岗）。1948 年 11 月，迁至沈阳，合并了国立沈阳医学院（前身为 1911 年由日本国南满铁道株式会社建立的满洲医科大学）和私立辽宁医学院（前身为 1883 年由英国苏格兰教会建立的盛京医科大学）。2000 年，中国医科大学由卫生部划归辽宁省管理。

近两届国家级教学成果奖获奖项目：

开发与推广计算机模拟病例考试系统，强化医学生临床诊治能力评价（2009 年，二等奖）

法医学全国规划教材建设（教材）（2009 年，二等奖，第 3 完成单位）

高起点多途径系统推进教师教学发展，切实提高医学教育质量的研究与实践（2014 年，二等奖）

网址：http：//www.cmu.edu.cn

注：①中国医科大学是辽宁省人民政府、国家卫生计生委和教育部共建的医学院校。

大连医科大学

成立时间： 1947 年

所在地： 辽宁省大连市

医学类本科专业： ☆临床医学、麻醉学、医学影像学、临床医学（5+3）、口腔医学、预防医学、针灸推拿学、中西医临床医学、☆药学、临床药学、☆医学检验技术、医学影像技术、卫生检验与检疫、护理学

通过认证的专业及首次认证时间： 临床医学（2014 年）、护理学（2011 年）

医学类一级学科硕士点： 基础医学、临床医学、口腔医学、公共卫生与预防医学、中西医结合、药学、护理学

医学类一级学科博士点： 基础医学、临床医学、中西医结合

专业学位类别： 临床医学硕士、口腔医学硕士、护理硕士、药学硕士

直属附属医院： ▲大连医科大学附属第一医院、▲大连医科大学附属第二医院、大连医科大学附属第三医院

历史沿革： 大连医科大学前身为 1947 年创建的关东医学院，后并入大连大学；1950 年，重新独立为大连医学院。1969 年，迁至贵州省遵义市，改称"遵义医学院"。1978 年，学校于原址复校，并于 1994 年更名为大连医科大学。2007 年 10 月，大连医科大学迁至旅顺口区新校园。

近两届国家级教学成果奖获奖项目：

医学生知识、能力、素质协调发展的医学教育实践体系的构建与实践（2014 年，二等奖）

网址： http://www.dmu.edu.cn

锦州医科大学

成立时间： 1946 年

所在地： 辽宁省锦州市

医学类本科专业： ☆临床医学、麻醉学、医学影像学、口腔医学、预防医学、药学、医学检验技术、医学实验技术、医学影像技术、康复治疗学、护理学

通过认证的专业及首次认证时间： （暂无）

医学类一级学科硕士点： 基础医学、临床医学、口腔医学、公共卫生与预防医学、药学、护理学

医学类一级学科博士点： （暂无）

专业学位类别： 临床医学硕士、护理硕士、药学硕士

直属附属医院： ▲锦州医科大学附属第一医院、锦州医科大学附属第二医院、锦州医科大学附属第三医院

历史沿革：学校前身为 1946 年在吉林省洮南市成立的辽吉军区卫生学校；1947 年，更名为辽北医学院；1949 年，迁址辽宁省锦州市；1958 年，经国务院批准成立锦州医学院；2006 年，更名为辽宁医学院；2016 年，更名为锦州医科大学。

近两届国家级教学成果奖获奖项目：

我国护理学本科教育教学标准体系的构建与应用（2009 年，二等奖，第 2 完成单位）

网址：http：//www.jzmu.edu.cn

辽宁中医药大学

成立时间：1958 年

所在地：辽宁省沈阳市

医学类本科专业：☆中医学、☆针灸推拿学、中医学（5+3）、中西医临床医学、药学、药物制剂、☆中药学、中草药栽培与鉴定、医学检验技术、康复治疗学、☆护理学

通过认证的专业及首次认证时间：中医学（2015 年）

医学类一级学科硕士点：中医学、中西医结合、中药学

医学类一级学科博士点：中医学、中西医结合、中药学

专业学位类别：护理硕士、中药学硕士、中医博士/硕士

直属附属医院：▲辽宁中医药大学附属医院（辽宁省中医院）、辽宁中医药大学附属第二医院（辽宁省中医药研究院）、辽宁中医药大学附属第三医院（辽宁省肛肠医院）、辽宁中医药大学附属第四医院（辽宁省中西医结合医院）

历史沿革：1958 年，辽宁中医学院成立；2006 年 2 月，更名为辽宁中医药大学

近两届国家级教学成果奖获奖项目：（暂无）

网址：http：//www.lnutcm.edu.cn

沈阳医学院

成立时间：1949 年

所在地：辽宁省沈阳市

医学类本科专业：临床医学、麻醉学、医学影像学、口腔医学、☆预防医学、食品卫生与营养学、药学、医学检验技术、医学影像技术、眼视光学、康复治疗学、护理学

通过认证的专业及首次认证时间：临床医学（2013 年）

医学类一级学科硕士点：基础医学、公共卫生与预防医学

医学类一级学科博士点：（暂无）

专业学位类别：临床医学硕士

直属附属医院：▲沈阳医学院附属中心医院、沈阳医学院附属第二医院

历史沿革：学校前身是 1949 年建立的沈阳市立高级护产学校。1955 年，学校改为辽宁省沈阳卫生学校，本溪钢铁公司医士学校和本溪市卫生学校并入。1958 年 3 月，学校升格为沈阳医学专科学校。1960 年 9 月，沈阳市中医学校并入。 1963 年 8 月，沈阳市卫生局将医专改为中等卫生学校。1978 年 12 月，在沈阳市卫生学校基础上建立了沈阳医学专科学校。1987 年 5 月，沈阳医学专科学校升格为沈阳医学院。

近两届国家级教学成果奖获奖项目：（暂无）

网址：http://www.symc.edu.cn

大连大学医学部

成立时间：1950 年

所在地：辽宁省大连市

医学类本科专业：临床医学、口腔医学、中药学、医学检验技术、☆护理学

通过认证的专业及首次认证时间：临床医学（2015 年）

医学类一级学科硕士点：临床医学、护理学

医学类一级学科博士点：（暂无）

专业学位类别：临床医学硕士、口腔医学硕士

直属附属医院：大连大学附属中山医院、大连大学附属新华医院

历史沿革：1950 年，旅大市卫生学校成立；1958 年，学校升格为旅大市医学专科学校；1963 年，更名为旅大市卫生学校；1981 年，更名为大连市卫生学校；1986 年，学校升格为大连大学医学专科学校，成为大连大学的三个办学实体之一，中专部仍保留大连市卫生学校名称；1994 年，经辽宁省教委批准，学校更名为大连大学医学院。2005 年，大连大学医学部成立。

近两届国家级教学成果奖获奖项目：（暂无）

网址：http://www.dlu.edu.cn

辽宁何氏医学院

成立时间：2004 年

所在地：辽宁省沈阳市

医学类本科专业：临床医学、医学影像学、药学、药事管理、医学影像技术、眼视光学、护理学

通过认证的专业及首次认证时间：（暂无）

医学类一级学科硕士点：（暂无）

医学类一级学科博士点：（暂无）

专业学位类别：（暂无）

直属附属医院：沈阳何氏眼科医院

历史沿革：辽宁何氏医学院前身是 1999 年由沈阳何氏眼科医院与沈阳医学院共同创立的沈阳医学院何氏眼科视光学院。2004 年，经教育部批准成为独立学院，并更名为"沈阳医学院何氏视觉科学学院"。2011 年，经教育部批准转制为民办本科院校——辽宁何氏医学院。

近两届国家级教学成果奖获奖项目：（暂无）

网址：http：//www.he-edu.com

吉 林 省

吉林大学白求恩医学部①

成立时间：1939 年

所在地：吉林省长春市

医学类本科专业：☆临床医学、☆放射医学、临床医学（5+3）、口腔医学、口腔医学（5+3）、预防医学、药学、药物制剂、临床药学、康复治疗学、护理学

通过认证的专业及首次认证时间：临床医学（2011 年）、口腔医学（2014 年）、护理学（2010 年）

医学类一级学科硕士点：基础医学、临床医学、口腔医学、公共卫生与预防医学、药学、护理学

医学类一级学科博士点：基础医学、临床医学、口腔医学、公共卫生与预防医学、药学、护理学

专业学位类别：临床医学博士/硕士、口腔医学博士/硕士、公共卫生硕士、护理硕士、药学硕士

直属附属医院：▲吉林大学白求恩第一医院、▲吉林大学白求恩第二医院、▲吉林大学中日联谊医院（白求恩第三医院）、▲吉林大学白求恩口腔医院

历史沿革：吉林大学白求恩医学部前身为 1939 年建立的晋察冀军区卫生学校，1946 年更名为白求恩医科大学，1948 年与北方大学医学院合编为华北医科大学，1951 年命名为中国人民解放军第一军医大学，1959 年更名为吉林医科大学，1978 年恢复"白求恩医科大学"校名。2000 年 6 月 12 日，原吉林大学与吉林工业大学、白求恩医科大学、长春科技大学、长春邮电学院合并组建新的吉林大学。2003 年成立了吉林大学白求恩医学部。

近两届国家级教学成果奖获奖项目：

病理学系列教材的建设与实践（2009 年，二等奖）

网址：http://jdyxb.jlu.edu.cn

注：①吉林大学是"985 工程""211 工程"高校。

延边大学医学部①

成立时间：1948 年

所在地：吉林省延吉市

医学类本科专业：☆临床医学、麻醉学、口腔医学、预防医学、中医学、☆药学、药物制剂、护理学

通过认证的专业及首次认证时间：护理学（2014 年）

医学类一级学科硕士点：基础医学、临床医学、药学、护理学

医学类一级学科博士点：基础医学

专业学位类别：临床医学硕士、护理硕士、药学硕士

直属附属医院：▲延边大学附属医院、延边大学口腔医院

历史沿革：延边大学医学部的前身是延边医科专门学校，创建于 1948 年 10 月 1 日；1949 年 3 月，并入刚成立的延边大学，成为延边大学医学部。1958 年 8 月，从延边大学分立为独立的延边医学院。1996 年 4 月，经国家教委批准，延边五所高校合并成立新的延边大学后，延边医学院成为延边大学医学院。2005 年 4 月，延边大学撤销医学院，成立医学部。

近两届国家级教学成果奖获奖项目：（暂无）

网址：http://www.ybu.edu.cn

长春中医药大学

成立时间：1958 年

所在地：吉林省长春市

医学类本科专业：临床医学、☆中医学、☆针灸推拿学、中西医临床医学、药学、药物制剂、药事管理、☆中药学、中药资源与开发、中药制药、康复治疗学、☆护理学

通过认证的专业及首次认证时间：（暂无）

医学类一级学科硕士点：中医学、中西医结合、药学、中药学

医学类一级学科博士点：中医学、中药学

专业学位类别：临床医学硕士、公共卫生硕士、护理硕士、中药学硕士、中医硕士

直属附属医院：▲长春中医药大学附属医院（吉林省中医院）

历史沿革：学校的前身是始建于 1950 年的长春市中医进修学校。1958 年，成立了长春中医学院。1962 年，吉林省卫生干部学校并入学院；1970 年，学院并

注：①延边大学是"211 工程"高校。

入了当时的吉林医科大学。1978 年，恢复了长春中医学院建制；2006 年，更名为长春中医药大学。

近两届国家级教学成果奖获奖项目：
针灸推拿学技能型人才培养体系的构建与实践（2014 年，二等奖）
网址：http://www.ccucm.edu.cn

北华大学医学部

成立时间：1928 年
所在地：吉林省吉林市
医学类本科专业：☆临床医学、医学影像学、口腔医学、预防医学、药学、☆医学检验技术、康复治疗学、护理学
通过认证的专业及首次认证时间：（暂无）
医学类一级学科硕士点：基础医学、临床医学、药学
医学类一级学科博士点：（暂无）
专业学位类别：临床医学硕士、护理硕士
直属附属医院：▲北华大学附属医院
历史沿革：前身是 1928 年由爱国名医孙宗尧创办的吉林私立助产学校；1947 年 12 月，被吉林教育厅接收，改名为"吉林省立助产学校"；1948 年 3 月，与华英高级助产职业学校合并；1949 年 6 月，改名为"吉林省卫生干部学校"；1958 年，升格为吉林医学院并开始本科招生；1959 年 6 月，又调整为吉林省吉林医学专科学校；1973 年 11 月，恢复为吉林医学院。 1999 年，吉林师范学院、吉林医学院、吉林林学院、吉林电气化高等专科学校合并组建北华大学。2007 年，北华大学成立医学部。
近两届国家级教学成果奖获奖项目：（暂无）
网址：http://med.beihua.edu.cn

吉林医药学院

成立时间：1952 年
所在地：吉林省吉林市
医学类本科专业：☆临床医学、医学影像学、预防医学、食品卫生与营养学、药学、药物制剂、医学检验技术、医学影像技术、康复治疗学、护理学
通过认证的专业及首次认证时间：（暂无）
医学类一级学科硕士点：（暂无）
医学类一级学科博士点：（暂无）

专业学位类别：（暂无）

直属附属医院：吉林医药学院附属医院

历史沿革：学校前身是 1952 年成立的东北军区空军长春护士训练队；1961 年，改建为空军卫生学校；1975 年，改称空军军医学校，由长春迁址吉林市；1986 年，更名为空军医学专科学校；1993 年，更名为空军医学高等专科学校；1999 年，并入第四军医大学，更名为第四军医大学吉林军医学院。2004 年 8 月，移交吉林省办学，改称为吉林医药学院。

近两届国家级教学成果奖获奖项目：（暂无）

网址：http：//www.jlmu.cn

黑 龙 江 省

哈尔滨医科大学①

成立时间： 1926 年

所在地： 黑龙江省哈尔滨市

医学类本科专业： 基础医学、☆临床医学、☆麻醉学、☆医学影像学、精神医学、儿科学、临床医学（5+3）、口腔医学、☆预防医学、卫生监督、☆药学、临床药学、药物分析、医学实验技术、医学检验技术、医学影像技术、护理学

通过认证的专业及首次认证时间： 临床医学（2006 年）

医学类一级学科硕士点： 基础医学、临床医学、口腔医学、公共卫生与预防医学、中西医结合、药学、护理学

医学类一级学科博士点： 基础医学、临床医学、公共卫生与预防医学、药学、护理学

专业学位类别： 临床医学博士/硕士、口腔医学硕士、公共卫生硕士、护理硕士

直属附属医院： ▲哈尔滨医科大学附属第一医院、▲哈尔滨医科大学附属第二医院、▲哈尔滨医科大学附属肿瘤医院、▲哈尔滨医科大学附属第四医院

历史沿革： 1926 年 9 月，伍连德博士创建哈尔滨医学专门学校；1938 年，改名为哈尔滨医科大学。另一方面，1948 年，本部在兴山（鹤岗）的中国医科大学，分别成立了第一、二、三、四分校。1949 年 4 月，原哈尔滨医科大学与中国医大第一、第二分校合并，正式成立了哈尔滨医科大学；1956 年 6 月，更名为哈尔滨医学院；1958 年 11 月，恢复哈尔滨医科大学校名。2002 年，始建于 1958 年的鸡西煤炭医学高等专科学校并入哈尔滨医科大学。

近两届国家级教学成果奖获奖项目：

以本科医学教育 WFME 全球标准为参照的试点性认证（2009 年，二等奖）

应用模拟教学系统培养医学本科生临床技能的研究与实践（2009 年，二等奖）

完善本科临床教学质量保障体系，创建五星级优秀示范临床教学基地（2014 年，二等奖）

创新教学模式，培养基础医学拔尖人才（2014 年，二等奖）

网址： http://www.hrbmu.edu.cn/

注：①哈尔滨医科大学是黑龙江省人民政府、国家卫生计生委和教育部共建的医学院校。

黑龙江中医药大学

成立时间： 1954 年

所在地： 黑龙江省哈尔滨市

医学类本科专业： ☆中医学、☆针灸推拿学、中医学（5+3）、中西医临床医学、药学、☆药物制剂、药物分析、☆中药学、中药资源与开发、中药制药、医学检验技术、医学实验技术、康复治疗学、护理学

通过认证的专业及首次认证时间： 中医学（2007 年）

医学类一级学科硕士点： 中医学、中西医结合、药学、中药学、护理学

医学类一级学科博士点： 中医学、中西医结合、药学、中药学

专业学位类别： 护理硕士、药学硕士、中药学硕士、中医博士/硕士

直属附属医院： ▲黑龙江中医药大学附属第一医院、▲黑龙江中医药大学附属第二医院

历史沿革： 学校始建于 1954 年，初名黑龙江省中医进修学校，后几易其名。1959 年，更名为黑龙江中医学院；1996 年，更名为黑龙江中医药大学。

近两届国家级教学成果奖获奖项目：

内部保证与外部监控相统一的中医药高等教育质量保障体系构建的研究与实践（2009 年，二等奖）

中医药类专业实验教学改革与大学生创新能力培养的研究与实践（2014 年，二等奖）

网址： http://www.hljucm.net

牡丹江医学院

成立时间： 1958 年

所在地： 黑龙江省牡丹江市

医学类本科专业： 临床医学、麻醉学、☆医学影像学、口腔医学、预防医学、药学、药物制剂、医学检验技术、医学影像技术、康复治疗学、口腔医学技术、卫生检验与检疫、护理学

通过认证的专业及首次认证时间： 临床医学（2015 年）

医学类一级学科硕士点： 基础医学、临床医学

医学类一级学科博士点： （暂无）

专业学位类别： 临床医学硕士、护理硕士

直属附属医院： ▲牡丹江医学院附属红旗医院、牡丹江医学院第二附属医院

历史沿革： 原牡丹江医学院创建于 1958 年；1962 年，改为卫生学校；1978 年，改为牡丹江医学专科学校；1986 年，改建为牡丹江医学院。

近两届国家级教学成果奖获奖项目：（暂无）

网址：http://www.mdjmu.cn

齐齐哈尔医学院

成立时间： 1946 年

所在地： 黑龙江省齐齐哈尔市

医学类本科专业： 临床医学、医学影像学、☆精神医学、口腔医学、预防医学、药学、药物制剂、临床药学、中药学、医学检验技术、医学影像技术、康复治疗学、护理学

通过认证的专业及首次认证时间： 临床医学（2013 年）

医学类一级学科硕士点： （暂无）

医学类一级学科博士点： （暂无）

专业学位类别： （暂无）

直属附属医院： 齐齐哈尔医学院附属第一医院、▲齐齐哈尔医学院附属第二医院、齐齐哈尔医学院附属第三医院、齐齐哈尔医学院附属第四医院

历史沿革： 1946 年，黑龙江军区卫生部建立了黑龙江军区军医学校；1948 年移交给地方政府，建立黑龙江省卫生学校。1948 年，嫩江省政府在省政府所在地的齐齐哈尔市建立了嫩江省立卫生防疫学校。1949 年，随着嫩江省与黑龙江省合并为黑龙江省，上述两校合并组建黑龙江省立卫生干部学校。1951 年，改建为黑龙江省医士学校；1953 年，又改称为齐齐哈尔医士学校。"文化大革命"开始后，学校停止办学，1971 年恢复办学。1978 年，更名为齐齐哈尔医学专科学校。1986 年，建成齐齐哈尔医学院。

近两届国家级教学成果奖获奖项目： （暂无）

网址：http://www.qmu.edu.cn

佳木斯大学（医科）[①]

成立时间： 1958 年

所在地： 黑龙江省佳木斯市

医学类本科专业： 临床医学、☆口腔医学、预防医学、药学、药物分析、医学检验技术、康复治疗学、口腔医学技术、护理学

通过认证的专业及首次认证时间： （暂无）

注：①佳木斯大学的医科相关院系有：基础医学院、公共卫生学院、临床医学院、口腔医学院、康复医学院、护理学院。

医学类一级学科硕士点：基础医学、临床医学、口腔医学、药学

医学类一级学科博士点：基础医学

专业学位类别：临床医学硕士

直属附属医院：▲佳木斯大学附属第一医院、佳木斯大学附属第二医院、佳木斯大学附属第三医院

历史沿革：1947 年，中国人民解放军合江军区卫生干部学校成立。1949 年，建立合江省立卫生干部学校；1950 年，更名为松江省卫生学校；1951 年，改为松江省医士学校。1954 年，由于松江省与黑龙江省合并，更名为黑龙江省医士学院。1958 年夏，黑龙江省医士学校扩建为佳木斯医学院。1995 年 6 月 27 日，佳木斯医学院与佳木斯工学院、佳木斯师范专科学院、原佳木斯大学合并为佳木斯大学。

近两届国家级教学成果奖获奖项目：

综合性大学医学教育与其他学科交叉、渗透、融合的研究与实践（2009 年，二等奖）

网址：http：//www.jmsu.cn

上 海 市

复旦大学上海医学院①

成立时间：1927 年

所在地：上海市

医学类本科专业：☆基础医学、☆临床医学、临床医学（八年）、☆预防医学、药学、法医学、护理学

通过认证的专业及首次认证时间：（暂无）

医学类一级学科硕士点：基础医学、临床医学、公共卫生与预防医学、中西医结合、药学、护理学

医学类一级学科博士点：基础医学、临床医学、公共卫生与预防医学、中西医结合、药学、护理学

专业学位类别：临床医学博士/硕士、口腔医学硕士、公共卫生硕士、护理硕士、药学硕士

直属附属医院：▲复旦大学附属中山医院、▲复旦大学附属华山医院、▲复旦大学附属肿瘤医院、▲复旦大学附属妇产科医院、▲复旦大学附属儿科医院、▲复旦大学附属眼耳鼻喉科医院、▲复旦大学附属金山医院

历史沿革：1927 年，国立第四中山大学医学院在上海吴淞创立；1928 年 2 月，第四中山大学更名为国立江苏大学；1928 年 5 月，再更名为国立中央大学；1932 年，国立中央大学医学院独立为国立上海医学院。1937 年抗战爆发后，内迁至昆明；1940 年辗转迁至重庆；1946 年，迁回上海。1952 年，更名为"上海第一医学院"；1985 年，更名为"上海医科大学"；2000 年，上海医科大学和复旦大学合并，组建为新的复旦大学。2011 年，复旦大学上海医学院成立。

近两届国家级教学成果奖获奖项目：

构建现代医学生科研素质培养体系（2009 年，二等奖）

法医学全国规划教材建设（教材）（2009 年，二等奖，第 2 完成单位）

我国临床医学教育综合改革的探索和创新——"5+3"模式的构建与实践（2014 年，特等奖）

中国特色全科医学人才培养体系的探索与创新（2014 年，二等奖）

网址：http://shmc.fudan.edu.cn

注：①复旦大学是"985 工程""211 工程"高校。

上海交通大学（医科）^①

成立时间：1952 年

所在地：上海市

医学类本科专业：生物医学科学、☆临床医学、临床医学（八年）、☆口腔医学、口腔医学（5+3）、预防医学、食品卫生与营养学、药学、☆医学检验技术、☆护理学

通过认证的专业及首次认证时间：（暂无）

医学类一级学科硕士点：基础医学、临床医学、口腔医学、公共卫生与预防医学、药学、中药学、护理学

医学类一级学科博士点：基础医学、临床医学、口腔医学、公共卫生与预防医学、药学、护理学

专业学位类别：临床医学博士/硕士、口腔医学博士/硕士、公共卫生硕士、护理硕士、药学硕士

直属附属医院：▲上海交通大学医学院附属瑞金医院、▲上海交通大学附属仁济医院、▲上海交通大学附属新华医院、▲上海交通大学医学院附属第九人民医院

历史沿革：1952 年全国高等学校院系调整时，圣约翰大学医学院（1896～1952 年）、震旦大学医学院（1911～1952 年）、同德医学院（1918～1952 年）合并成为上海第二医学院。1985 年，更名为上海第二医科大学。2005 年 7 月，上海第二医科大学与上海交通大学合并成立新的上海交通大学。另，2000 年，原上海交通大学与上海医药工业研究院共建成立上海交通大学药学院。

近两届国家级教学成果奖获奖项目：

临床医学实践教学及质量保障体系的构建（2009 年，二等奖）

模拟医学平台结合示范病区，构建全面提升学生临床能力的新教学模式（2014 年，二等奖）

我国临床医学教育综合改革的探索和创新——"5+3"模式的构建与实践（2014 年，特等奖，第 2 完成单位）

网址：http：//www.sjtu.edu.cn

注：①上海交通大学是"985 工程""211 工程"高校。上海交通大学的医科相关院系主要有：医学院、药学院。

上海中医药大学

成立时间：1956 年

所在地：上海市

医学类本科专业：基础医学、食品卫生与营养学、☆中医学、☆针灸推拿学、中医学（5+3）、中西医临床医学、药学、☆中药学、康复治疗学、听力与言语康复学、护理学

通过认证的专业及首次认证时间：中医学（2008 年）

医学类一级学科硕士点：中医学、中西医结合、中药学

医学类一级学科博士点：中医学、中西医结合、中药学

专业学位类别：护理硕士、中药学硕士、中医博士/硕士

直属附属医院：▲上海中医药大学附属龙华医院、▲上海中医药大学附属曙光医院、▲上海中医药大学附属岳阳中西医结合医院

历史沿革：学校的前身是创办于 1916 年的上海中医专科学校；1956 年，成立上海中医学院；1993 年更为现名。2000 年，上海医学高等专科学校并入。（1985 年，上海奉贤医学专科学校成立；1992 年，更名为上海医学高等专科学校。）

近两届国家级教学成果奖获奖项目：

始终坚持"以学生为中心、继承与创新并重"的高等中医药教育教学改革（2009 年，二等奖）

文化引领，追求卓越——医学院校教师教学发展中心的探索与实践（2014 年，一等奖）

我国临床医学教育综合改革的探索和创新——"5+3"模式的构建与实践（2014 年，特等奖，第 4 完成单位）

借鉴发达国家标准，培养国际水平护理人才的实践创新（2014 年，一等奖）

国际化高职临床工程技术人才培养的探索与实践（2014 年，二等奖）

网址：http://www.shutcm.edu.cn

同济大学（医科）①

成立时间：1958 年

所在地：上海市

医学类本科专业：临床医学、临床医学（5+3）、口腔医学、康复治疗学、护理学

通过认证的专业及首次认证时间：（暂无）

医学类一级学科硕士点：基础医学、临床医学、口腔医学、公共卫生与预防

注：①同济大学是"985 工程""211 工程"高校。同济大学的医科相关院系主要是医学院和口腔医学院。

医学、药学

医学类一级学科博士点：临床医学、口腔医学

专业学位类别：临床医学博士/硕士、口腔医学博士/硕士、护理硕士

直属附属医院：▲同济大学附属同济医院、▲同济大学附属口腔医院

历史沿革：1907 年成立的"德文医学堂"是同济大学医学专业的开端。由于 20 世纪 50 年代的全国院系调整，同济大学医学院整体迁往武汉，使同济大学在较长时间内没有医科专业。现在同济大学医科的前身是成立于 1958 年的上海铁道医学院；1995 年，上海铁道医学院与上海铁道学院合并组建上海铁道大学。2000 年 4 月，同济大学与上海铁道大学合并，在上海铁道大学医学院的基础上成立了"同济大学医学院"和"同济大学口腔医学院"。

近两届国家级教学成果奖获奖项目：

我国临床医学教育综合改革的探索和创新——"5+3"模式的构建与实践（2014 年，特等奖，第 3 完成单位）

网址：http://www.tongji.edu.cn

第二军医大学①

成立时间：1949 年

所在地：上海市

医学类本科专业：临床医学、麻醉学、临床医学（八年）、医学心理学、中医学、中医学（八年）、药学、中药学、护理学

通过认证的专业及首次认证时间：（暂无）

医学类一级学科硕士点：基础医学、临床医学、口腔医学、公共卫生与预防医学、中医学、中西医结合、药学、中药学、特种医学、护理学

医学类一级学科博士点：基础医学、临床医学、公共卫生与预防医学、中西医结合、药学、中药学、特种医学、护理学

专业学位类别：临床医学博士/硕士、口腔医学硕士、公共卫生硕士、护理硕士、药学硕士、中药学硕士

直属附属医院：▲第二军医大学附属长海医院、▲第二军医大学第二附属医院（上海长征医院）、第二军医大学第三附属医院（东方肝胆外科医院）

历史沿革：第二军医大学创建于 1949 年 9 月，时称"华东军区人民医学院"。1950 年，改称上海军医大学。1951 年 7 月，正式定名为第二军医大学。

近两届国家级教学成果奖获奖项目：

我国护理学本科教育教学标准体系的构建与应用（2009 年，二等奖）

注：①第二军医大学是"211 工程"高校。

消化内镜专业人才在职培训新模式的探索和实践（2009 年，二等奖）

新时期"外科学及野战外科学"课程的创新与实践（2009 年，二等奖）

新军事变革条件下野战救护人才培养体系的构建与实践（2014 年，二等奖）

全军一体化卫勤模拟训练体系构建及其应用研究（2014 年，二等奖）

我国临床医学教育综合改革的探索和创新——"5+3"模式的构建与实践（2014 年，特等奖，第 5 完成单位）

网址：http：//www.smmu.edu.cn

上海健康医学院

成立时间： 2015 年

所在地： 上海市

医学类本科专业： 临床医学、药学、医学检验技术、医学影像技术、康复治疗学、护理学

通过认证的专业及首次认证时间：（暂无）

医学类一级学科硕士点：（暂无）

医学类一级学科博士点：（暂无）

专业学位类别：（暂无）

直属附属医院： 上海市第六人民医院东院

历史沿革： 2015 年，上海市委市政府决定，整合上海医药高等专科学校（前身为建立于 1999 年的上海第二医科大学卫生技术学院，2006 年独立设置为上海医药高等专科学校）、上海医疗器械高等专科学校（成立于 1960 年）、上海健康职业技术学院（前身是创建于 1957 年的上海职工医学院）相关办学资源，组建上海健康医学院。

近两届国家级教学成果奖获奖项目：

"校企医监研"全方位合作教育模式专业改革与实践研究（2009 年，二等奖，完成单位是上海医疗器械高等专科学校）

国家示范性医药高职院校人才培养模式的创新与实践（2009 年，二等奖，完成单位是上海医药高等专科学校）

借鉴发达国家标准，培养国际水平护理人才的实践创新（2014 年，一等奖，完成单位是上海医药高等专科学校）

国际化高职临床工程技术人才培养的探索与实践（2014 年，二等奖，完成单位是上海医疗器械高等专科学校）

网址：http：//www.sumhs.edu.cn

江 苏 省

南京医科大学[①]

成立时间：1934 年

所在地：江苏省南京市

医学类本科专业：基础医学、☆临床医学、医学影像学、眼视学医学、临床医学（5+3）、☆口腔医学、☆预防医学、药学、临床药学、法医学、医学检验技术、眼视光学、☆康复治疗学、卫生检验与检疫、☆护理学

通过认证的专业及首次认证时间：口腔医学（2012 年）

医学类一级学科硕士点：基础医学、临床医学、口腔医学、公共卫生与预防医学、药学、特种医学、护理学

医学类一级学科博士点：基础医学、临床医学、口腔医学、公共卫生与预防医学、药学、特种医学、护理学

专业学位类别：临床医学博士/硕士、口腔医学博士/硕士、公共卫生硕士、护理硕士、药学硕士

直属附属医院：▲南京医科大学第一附属医院 （江苏省人民医院）、▲南京医科大学第二附属医院、▲南京医科大学附属口腔医院（江苏省口腔医院）、南京医科大学附属逸夫医院

历史沿革：1934 年，江苏省立医政学院在省会镇江成立。抗日战争爆发后，学校内迁。1938 年，在湖南与南通学院医科合并，组建国立江苏医学院。1939 年，学校迁至重庆北碚；1946 年，学校从重庆迁回镇江；1957 年，由镇江迁至南京，更名为南京医学院。1993 年，更名为南京医科大学。

近两届国家级教学成果奖获奖项目：

临床医学生实践能力培养体系的再构与应用（2009 年，二等奖）

公共卫生与预防医学"三位一体"人才培养模式创新与实践（2014 年，二等奖）

网址：http：//www.njmu.edu.cn

注：①南京医科大学是江苏省人民政府、国家卫生计生委和教育部共建的医学院校。

南京中医药大学

成立时间： 1954 年

所在地： 江苏省南京市

医学类本科专业： 临床医学、食品卫生与营养学、☆中医学、☆针灸推拿学、中医学（5+3）、中西医临床医学、药学、药物制剂、药事管理、☆中药学、☆中药资源与开发、中药制药、眼视光学、康复治疗学、☆护理学

通过认证的专业及首次认证时间： 中医学（2015 年）、护理学（2012 年）

医学类一级学科硕士点： 中医学、中西医结合、药学、中药学、护理学

医学类一级学科博士点： 中医学、中西医结合、中药学

专业学位类别： 护理硕士、药学硕士、中药学硕士、中医博士/硕士

直属附属医院： ▲南京中医药大学第一附属医院（江苏省中医院）

历史沿革： 1954 年 10 月，江苏省中医进修学校成立；1958 年，扩建为南京中医学院；1970 年 4 月，南京中医学院和南京医学院合并成立江苏新医学院；1978 年 3 月，江苏新医学院撤销，恢复成立南京中医学院；1995 年 2 月，南京中医学院更名为南京中医药大学。

近两届国家级教学成果奖获奖项目：

仁德·仁术·仁人——高等中医人才培养模式的创新实践与探索（2009 年，二等奖）

传承与创新：彰显中医文化特质的院校教育模式的探索与实践（2014 年，二等奖）

网址： http://www.njutcm.edu.cn

南京大学医学院[①]

成立时间： 1987 年

所在地： 江苏省南京市

医学类本科专业： 基础医学、☆临床医学（5+3）、口腔医学

通过认证的专业及首次认证时间： 口腔医学（2014 年）

医学类一级学科硕士点： 基础医学、临床医学、口腔医学、药学

医学类一级学科博士点： 基础医学、临床医学、药学

专业学位类别： 临床医学硕士、口腔医学硕士、护理硕士

直属附属医院： ▲南京大学附属鼓楼医院[②]

历史沿革： 1935 年，中央大学增设医学院；1950 年，改名为南京大学医学院；

注：①南京大学是"985 工程""211 工程"高校。

②鼓楼医院由南京市政府与南京大学共建。

1951 年，划归部队系统；1954 年，迁至西安并入第四军医大学。1987 年，经教育部（原国家教委）批准，南京大学重建医学院。

近两届国家级教学成果奖获奖项目：（暂无）

网址：http：//med.nju.edu.cn

东南大学（医科）[①]

成立时间：1958 年

所在地：江苏省南京市

医学类本科专业：临床医学、☆医学影像学、临床医学（5+3）、预防医学、医学检验技术、护理学

通过认证的专业及首次认证时间：（暂无）

医学类一级学科硕士点：基础医学、临床医学、公共卫生与预防医学、护理学

医学类一级学科博士点：临床医学、公共卫生与预防医学

专业学位类别：临床医学硕士、公共卫生硕士、护理硕士

直属附属医院：▲东南大学附属中大医院

历史沿革：1952 年，全国高等学校院系调整时，南京大学医学院改为中国人民解放军第五军医大学。1954 年，第五军医大学迁西安与第四军医大学合并，留下的部分教师、医师和设备，与中国人民解放军第五、第六、第七军医中学合并，在南京大学医学院原址成立第六军医学校。1958 年 9 月，中国人民解放军第六军医学校转业，建成南京铁道医学院，为铁道部部属高等学校之一。2000 年 4 月，南京铁道医学院并入东南大学。

近两届国家级教学成果奖获奖项目：

以提升执业能力为核心的医学影像学人才培养研究与实践（2014 年，二等奖）

网址：http：//med.seu.edu.cn

苏州大学医学部[②]

成立时间：1957 年

所在地：江苏省苏州市

医学类本科专业：临床医学、医学影像学、☆放射医学、临床医学（5+3）、口腔医学、预防医学、药学、中药学、法学、医学检验技术、护理学

通过认证的专业及首次认证时间：护理学（2014 年）

注：①东南大学是"985 工程""211 工程"高校。东南大学的医科相关院系主要是医学院和公共卫生学院。

②苏州大学是"211 工程"高校。

医学类一级学科硕士点：基础医学、临床医学、公共卫生与预防医学、药学、特种医学、护理学

医学类一级学科博士点：基础医学、临床医学、公共卫生与预防医学、药学、特种医学、护理学

专业学位类别：临床医学博士/硕士、公共卫生硕士、护理硕士、药学硕士

直属附属医院：▲苏州大学附属第一医院、▲苏州大学附属第二医院、▲苏州大学附属儿童医院

历史沿革：1912 年，张謇及其兄张詧创办私立南通医学专门学校；1927 年，改为私立南通医科大学。1928 年，南通的农、纺、医三所大学合并为私立南通大学；1930 年，改为南通学院。抗日战争爆发后，南通学院西迁湖南。1938 年，南通学院医科与江苏省立医政学院在湖南合并组建国立江苏医学院。1946 年，南通学院本部迁返南通，同时恢复医科。1952 年，南通学院医科改建为公立医学院，定名苏北医学院；1956 年，改名南通医学院。1957 年 3 月，南通医学院迁往苏州，改名苏州医学院；2000 年 4 月，并入苏州大学。2008 年 1 月，苏州大学整合医学、生命科学等相关学科，组成苏州大学医学部。

近两届国家级教学成果奖获奖项目：（暂无）

网址：http://medical.suda.edu.cn

南通大学（医科）①

成立时间：1958 年

所在地：江苏省南通市

医学类本科专业：☆临床医学、医学影像学、口腔医学、☆预防医学、药学、药物制剂、医学检验技术、康复治疗学、护理学

通过认证的专业及首次认证时间：（暂无）

医学类一级学科硕士点：基础医学、临床医学、公共卫生与预防医学、药学、特种医学

医学类一级学科博士点：基础医学、临床医学

专业学位类别：临床医学硕士

直属附属医院：▲南通大学附属医院

历史沿革：1957 年，南通医学院迁往苏州，改名苏州医学院；同时，留在南通的部分成立苏州医学院南通分部，1958 年南通分部恢复原校名南通医学院；2004 年，南通医学院并入南通大学。

近两届国家级教学成果奖获奖项目：（暂无）

注：①南通大学的医科相关院系有：医学院、药学院、公共卫生学院、护理学院、航海医学系。

网址：http：//www.ntu.edu.cn

徐州医科大学

成立时间：1958 年

所在地：江苏省徐州市

医学类本科专业：☆临床医学、☆麻醉学、☆医学影像学、口腔医学、预防医学、食品卫生与营养学、☆药学、药物制剂、临床药学、医学检验技术、医学影像技术、眼视光学、康复治疗学、口腔医学技术、护理学

通过认证的专业及首次认证时间：临床医学（2015 年）、护理学（2011 年）

医学类一级学科硕士点：基础医学、临床医学、公共卫生与预防医学、药学

医学类一级学科博士点：临床医学

专业学位类别：临床医学硕士、药学硕士

直属附属医院：▲徐州医科大学附属医院、徐州医科大学附属第三医院

历史沿革：前身是 1958 年建立的南京医学院徐州分院；1959 年，新海连医学专科学校并入；1960 年，改建为徐州医学院；2000 年，徐州卫生学校并入徐州医学院。2016 年，学校更名为徐州医科大学。

近两届国家级教学成果奖获奖项目：

新世纪麻醉学人才培养模式的创新与实践（2014 年，二等奖）

网址：http：//www.xzmc.edu.cn

江苏大学（医科）①

成立时间：1951 年

所在地：江苏省镇江市

医学类本科专业：临床医学、医学影像学、药学、药物制剂、☆医学检验技术、卫生检验与检疫、护理学

通过认证的专业及首次认证时间：（暂无）

医学类一级学科硕士点：基础医学、临床医学、药学、中药学

医学类一级学科博士点：（暂无）②

专业学位类别：临床医学硕士、护理硕士

直属附属医院：▲江苏大学附属医院

历史沿革：江苏大学医科的历史可追溯到 1951 年创建的南京医士学校。1957 年，南京医士学校迁址镇江，改名江苏省镇江医士学校。1958 年，经江苏省人

注：①江苏大学的医科相关学院有医学院、药学院。

②江苏大学有临床检验诊断学二级学科博士点。

民委员会批准建立镇江医学专科学校。1962 年 9 月，改名为江苏省卫生干部进修学校。1980 年 5 月，改名为镇江医学专科学校。1984 年 6 月，升格为镇江医学院。2001 年，与江苏理工大学、镇江师范专科学校合并成立江苏大学。

近两届国家级教学成果奖获奖项目：（暂无）

网址：http://www.ujs.edu.cn

扬州大学（医科）①

成立时间：1950 年

所在地：江苏省扬州市

医学类本科专业：临床医学、食品卫生与营养学、中西医临床医学、药学、医学检验技术、护理学

通过认证的专业及首次认证时间：（暂无）

医学类一级学科硕士点：基础医学、临床医学、公共卫生与预防医学、中西医结合、药学、中药学、护理学

医学类一级学科博士点：中西医结合

专业学位类别：临床医学硕士、中药学硕士、中医硕士

直属附属医院：▲扬州大学附属医院（扬州市第一人民医院）

历史沿革：1950 年，苏北行政公署在高邮建立苏北卫生行政干部学校；1951 年，学校迁至扬州，与上海市私立惠生高级助产职业学校合并组建苏北扬州助产学校；1953 年，学校更名为江苏省扬州医士学校；1956 年，更名为江苏省扬州医士助产士学校；1958 年 1 月，更名为扬州卫生学校；1976 年，扩建为江苏省新医学院扬州分院；1979 年，改建为扬州医学专科学校；1984 年，升格为扬州医学院。1992 年，与扬州师范学院、江苏农学院、扬州工学院、江苏水利工程专科学校、江苏商业专科学校联合组建扬州大学。

近两届国家级教学成果奖获奖项目：（暂无）

网址：http://yxy.yzu.edu.cn/

江南大学（医科）②

成立时间：2012 年

所在地：江苏省无锡市

医学类本科专业：临床医学、护理学

通过认证的专业及首次认证时间：（暂无）

注：①扬州大学的医科相关学院有医学院、护理学院。
②江南大学是"211 工程"高校。江南大学的医科相关学院有江南大学无锡医学院、江南大学药学院。

医学类一级学科硕士点：药学、护理学

医学类一级学科博士点：（暂无）

专业学位类别：（暂无）

直属附属医院：▲江南大学附属医院（无锡市第四人民医院）

历史沿革：原江南学院设有医疗系。2001 年，无锡轻工大学、江南学院、无锡教育学院合并组建江南大学，原江南学院医疗系只保留了护理学本科专业。2012 年，无锡市政府与江南大学共建江南大学无锡医学院。

近两届国家级教学成果奖获奖项目：（暂无）

网址：http：//www.jiangnan.edu.cn/

浙 江 省

浙江大学医药学部①

成立时间：1912 年

所在地：浙江省杭州市

医学类本科专业：基础医学、生物医学、☆临床医学、临床医学（5+3）、临床医学（八年）、口腔医学、口腔医学（5+3）、预防医学、药学、药物制剂

通过认证的专业及首次认证时间：（暂无）

医学类一级学科硕士点：基础医学、临床医学、口腔医学、公共卫生与预防医学、药学、护理学

医学类一级学科博士点：基础医学、临床医学、口腔医学、公共卫生与预防医学、药学、护理学

专业学位类别：临床医学博士/硕士、口腔医学博士/硕士、公共卫生硕士、药学硕士

直属附属医院：▲浙江大学医学院附属第一医院、▲浙江大学医学院附属第二医院、▲浙江大学医学院附属邵逸夫医院、▲浙江大学医学院附属妇产科医学、▲浙江大学医学院附属儿童医院、▲浙江大学医学院附属口腔医院、浙江大学医学院附属第四医院

历史沿革：1912 年 6 月，韩清泉等创建浙江医学专门学校；1913 年，更名为浙江公立医药专门学校；1927 年 8 月，学校改名为浙江省立医药专门学校；1931 年 8 月，更名为浙江省立医药专科学校；1947 年，升格为浙江省立医学院；1952 年 2 月，浙江省立医学院与国立浙江大学医学院（1945 年创设）合并，定名为浙江医学院；1960 年 4 月，升格为浙江医科大学。1998 年，与浙江大学、杭州大学、浙江农业大学合并成立新的浙江大学，并于次年组建成立医学院。2009 年，浙江大学成立医学部。

近两届国家级教学成果奖获奖项目：

病理学系列教材的建设与实践（2009 年，二等奖，第 3 完成单位）

网址：http://www.cmm.zju.edu.cn

注：①浙江大学是"985 工程""211 工程"高校。

温州医科大学①

成立时间：1958 年

所在地：浙江省温州市

医学类本科专业：☆临床医学、麻醉学、医学影像学、☆眼视学医学、精神医学、儿科学、临床医学（5+3）、口腔医学、预防医学、中医学、☆药学、临床药学、中药学、☆医学检验技术、康复治疗学、卫生检验与检疫、护理学

通过认证的专业及首次认证时间：临床医学（2013 年）、口腔医学（2012 年）

医学类一级学科硕士点：基础医学、临床医学、中西医结合、药学、中药学、护理学

医学类一级学科博士点：临床医学

专业学位类别：临床医学硕士、口腔医学硕士、护理硕士、药学硕士

直属附属医院：▲温州医科大学附属第一医院、▲温州医科大学附属第二医院（附属育英儿童医院）、▲温州医科大学附属眼视光医院、温州医科大学附属口腔医院

历史沿革：学校可溯源至创办于 1912 年的浙江医学专门学校，1958 年 8 月由浙江医学院从杭州分迁至温州建立，初名"浙江第二医学院"，后以校址所在地改名为"温州医学院"，2013 年更名为"温州医科大学"。

近两届国家级教学成果奖获奖项目：

创建符合社会发展需求的多层次多规格眼视光临床医学教育（2009 年，二等奖）

网址：http：//www.wmu.edu.cn

浙江中医药大学

成立时间：1953 年

所在地：浙江省杭州市

医学类本科专业：临床医学、口腔医学、预防医学、☆中医学、☆针灸推拿学、中医学（5+3）、中西医临床医学、药学、药物制剂、☆中药学、中草药栽培与鉴定、医学检验技术、医学实验技术、康复治疗学、卫生检验与检疫、☆听力与言语康复学、☆护理学

通过认证的专业及首次认证时间：临床医学（2013 年）、中医学（2010 年）

医学类一级学科硕士点：临床医学、中医学、中西医结合、药学、中药学、护理学

---

①温州医科大学是浙江省人民政府、国家卫生计生委和教育部共建的医学院校。

医学类一级学科博士点：中医学、中药学

专业学位类别：临床医学硕士、口腔医学硕士、护理硕士、中医博士/硕士

直属附属医院：▲浙江中医药大学附属第一医院（浙江省中医院）、▲浙江中医药大学附属第二医院（浙江省新华医院）、▲浙江中医药大学附属第三医院

历史沿革：1953 年 7 月，浙江省中医进修学校创立；1955 年 10 月，学校独立办学；1959 年 6 月，成立浙江中医学院；1960 年和 1970 年，学校两度并入浙江医科大学；1974 年 9 月，恢复浙江中医学院；2006 年 2 月，更名为浙江中医药大学。

近两届国家级教学成果奖获奖项目：

秉承传统、融合现代——中医人才培养模式的创新研究与实践（2009 年，二等奖）

中医经典课程传承与创新培养体系的构建与应用（2009 年，二等奖）

网址：http://www.zjtcm.net

宁波大学医学院

成立时间：1998 年

所在地：浙江省宁波市

医学类本科专业：临床医学、预防医学、海洋药学①

通过认证的专业及首次认证时间：临床医学（2015 年）

医学类一级学科硕士点：临床医学、公共卫生与预防医学

医学类一级学科博士点：（暂无）

专业学位类别：临床医学硕士

直属附属医院：宁波大学医学院附属医院

历史沿革：宁波大学医学院创建于 1998 年，由香港著名医学家、科学家汤于翰博士发起捐资并兼任名誉院长。

近两届国家级教学成果奖获奖项目：（暂无）

网址：http://yxy.nbu.edu.cn

杭州师范大学医学院

成立时间：1979 年

所在地：浙江省杭州市

医学类本科专业：临床医学、口腔医学、预防医学、药学、护理学

通过认证的专业及首次认证时间：临床医学（2013 年）

注：①宁波大学海洋药学专业设在该校海洋学院。

医学类一级学科硕士点：公共卫生与预防医学、护理学

医学类一级学科博士点：（暂无）[①]

专业学位类别：临床医学硕士

直属附属医院：▲杭州师范大学附属医院（杭州市第二人民医院）

历史沿革：杭州师范大学医学院前身是创办于 1979 年的浙江医科大学杭州分校；1994 年，成立杭州医学高等专科学校；2001 年，并入杭州师范学院。2013 年，杭州师范学院的基础医学部、临床医学院、护理学院和健康管理学院合并组建医学院。

近两届国家级教学成果奖获奖项目：（暂无）

网址：http://yxy.kupoo.com

嘉兴学院医学院

成立时间：1951 年

所在地：浙江省嘉兴市

医学类本科专业：临床医学、药学、护理学

通过认证的专业及首次认证时间：临床医学（2012 年）

医学类一级学科硕士点：（暂无）

医学类一级学科博士点：（暂无）

专业学位类别：（暂无）

直属附属医院：（暂无）[②]

历史沿革：嘉兴学院医学院的前身是成立于 1951 年的浙江省立嘉兴医院卫生技术学校，后又经历浙江省嘉兴医士学校、浙江省立嘉兴医学专科学校、嘉兴医学院、浙江省嘉兴卫生学校、嘉兴地区卫生学校、浙江省嘉兴卫生学校等发展阶段。2000 年，浙江省嘉兴卫生学校并入嘉兴学院，成立嘉兴学院医学院。

近两届国家级教学成果奖获奖项目：（暂无）

网址：http://medicine.zjxu.edu.cn

湖州师范学院医学院

成立时间：2000 年

所在地：浙江省湖州市

医学类本科专业：临床医学、口腔医学、护理学

通过认证的专业及首次认证时间：（暂无）

注：①杭州师范大学有服务国家特殊需求博士人才培养项目"治未病与健康管理"。

②嘉兴学院医学院目前主要临床实践教学基地是嘉兴市第一医院、第二医院、妇幼保健院。

医学类一级学科硕士点：（暂无）

医学类一级学科博士点：（暂无）

专业学位类别：护理硕士

直属附属医院：湖州师范学院附属第一医院（湖州市第一人民医院）、湖州师范学院附属口腔医院

历史沿革：湖州师范学院医学院的前身是始建于 1958 年的湖州卫生学校。2000 年，湖州卫生学校并入湖州师范学院组建医学院。

近两届国家级教学成果奖获奖项目：（暂无）

网址：http://yxy.hutc.zj.cn

绍兴文理学院医学院

成立时间：2000 年

所在地：浙江省绍兴市

医学类本科专业：临床医学、药学、医学检验技术、医学影像技术、康复治疗学、护理学

通过认证的专业及首次认证时间：临床医学（2015 年）

医学类一级学科硕士点：（暂无）

医学类一级学科博士点：（暂无）

专业学位类别：（暂无）

直属附属医院：绍兴文理学院附属医院

历史沿革：2000 年，成立于 1952 年的绍兴卫生学校并入绍兴文理学院，组建绍兴文理学院医学院。2002 年开始本科医学教育，2005 年开始招收临床医学专业本科生。

近两届国家级教学成果奖获奖项目：（暂无）

网址：http://medical.usx.edu.cn

台州学院医学院

成立时间：2003 年

所在地：浙江省台州市

医学类本科专业：临床医学、医学检验技术、康复治疗学、护理学

通过认证的专业及首次认证时间：（暂无）

医学类一级学科硕士点：（暂无）

医学类一级学科博士点：（暂无）

专业学位类别：（暂无）

直属附属医院：台州学院附属医院（台州市中心医院）

历史沿革：前身是成立于 1951 年的台州卫生学校。2003 年，台州卫生学校并入台州学院，并以此为基础组建台州学院医学院。

近两届国家级教学成果奖获奖项目：（暂无）

网址：http：//www.tzc.edu.cn

杭州医学院

成立时间：1925 年

所在地：浙江省杭州市

医学类本科专业：临床医学、医学影像学、药学、医学检验技术、护理学

通过认证的专业及首次认证时间：（暂无）

医学类一级学科硕士点：（暂无）

医学类一级学科博士点：（暂无）

专业学位类别：（暂无）

直属附属医院：▲浙江省人民医院

历史沿革：学校前身为创建于 1925 年的浙江省立女子产科学校，先后改建为浙江省立杭州高级医事职业学校、杭州卫生学校、浙江省卫生学校。1999 年，浙江省人民政府批准筹建浙江医学职业技术学院（筹)。2004 年，经教育部批准，在浙江卫生学校基础上建立浙江医学高等专科学校。2016 年，升格更名为杭州医学院。

近两届国家级教学成果奖获奖项目：（暂无）

网址：http：//www.hzm.edu.cn

安　徽　省

安徽医科大学①

成立时间： 1926 年

所在地： 安徽省合肥市

医学类本科专业： 基础医学、☆临床医学、麻醉学、医学影像学、精神医学、临床医学（5+3）、口腔医学、☆预防医学、妇幼保健医学、☆药学、临床药学、中药学、医学检验技术、康复治疗学、卫生检验与检疫、护理学

通过认证的专业及首次认证时间： 口腔医学（2012 年）

医学类一级学科硕士点： 基础医学、临床医学、口腔医学、公共卫生与预防医学、药学、中药学、护理学

医学类一级学科博士点： 临床医学、药学

专业学位类别： 临床医学博士/硕士、口腔医学硕士、公共卫生硕士、护理硕士、药学硕士、中药学硕士

直属附属医院： ▲安徽医科大学第一附属医院、▲安徽医科大学第二附属医院、安徽医科大学第四附属医院、安徽医科大学附属巢湖医院、安徽医科大学附属口腔医院

历史沿革： 安徽医科大学前身是 1926 年创建于上海的私立东南医科大学。1930 年，学校改称东南医学院；1949 年底，内迁安徽怀远，成为安徽省第一所高等医科院校。1951 年，由私立改为公立；1952 年，迁至安徽省省会合肥，更名为安徽医学院。1996 年 6 月，更为现名。

近两届国家级教学成果奖获奖项目：（暂无）

网址： http：//www.ahmu.edu.cn

安徽中医药大学

成立时间： 1959 年

所在地： 安徽省合肥市

医学类本科专业： ☆中医学、☆针灸推拿学、☆中西医临床医学、☆药学、药物制剂、药物分析、☆中药学、中药资源与开发、康复治疗学、护理学

通过认证的专业及首次认证时间： 中医学（2009 年）

注：①安徽医科大学是安徽省人民政府、国家卫生计生委和教育部共建的医学院校。

医学类一级学科硕士点：中医学、中西医结合、药学、中药学

医学类一级学科博士点：中医学、中药学

专业学位类别：药学硕士、中药学硕士、中医硕士

直属附属医院：▲安徽中医药大学第一附属医院（安徽省中医院）、安徽中医药大学第二附属医院（附属针灸医院）、安徽中医药大学第三附属医院（安徽省中西医结合医院）

历史沿革：1959 年，安徽中医学院成立。1963 年，安徽中医学院和合肥医学专科学校合并；1970 年，并入安徽医学院；1975 年，安徽中医学院恢复独立设置。2000 年，安徽省医药学校并入安徽中医学院。2011 年，在安徽中医学院增挂"安徽省中医药科学院"牌子。2013 年，安徽中医学院更名为安徽中医药大学。

近两届国家级教学成果奖获奖项目：

地方中医药院校高素质应用型药学类人才培养体系构建与实践（2009 年，二等奖）

院校-师承-地域医学教育相结合，培养新安医学特色的中医学人才研究与实践（2014 年，二等奖）

网址：http：//www.ahtcm.edu.cn

蚌埠医学院

成立时间：1958 年

所在地：安徽省蚌埠市

医学类本科专业：临床医学、医学影像学、精神医学、口腔医学、预防医学、食品卫生与营养学、药学、药物分析、☆医学检验技术、医学影像技术、康复治疗学、护理学

通过认证的专业及首次认证时间：（暂无）

医学类一级学科硕士点：基础医学、临床医学、护理学

医学类一级学科博士点：（暂无）

专业学位类别：临床医学硕士、口腔医学硕士、公共卫生硕士

直属附属医院：▲蚌埠医学院第一附属医院、蚌埠医学院第二附属医院

历史沿革：创建于 1958 年 7 月，由上海第二医学院和安徽医学院援建而成。1968 年 8 月，改称"蚌埠反修医学院"；1970 年 11 月，安徽 4 所高等医学院校合并为安徽医学院，蚌埠反修医学院更名为安徽医学院蚌埠分院；1974 年 6 月，恢复蚌埠医学院。

近两届国家级教学成果奖获奖项目：（暂无）

网址：http：//www.bbmc.edu.cn

皖南医学院

成立时间：1958 年

所在地：安徽省芜湖市

医学类本科专业：基础医学、临床医学、麻醉学、医学影像学、口腔医学、预防医学、药学、药物制剂、中药学、☆法医学、医学检验技术、康复治疗学、口腔医学技术、卫生检验与检疫、护理学

通过认证的专业及首次认证时间：（暂无）

医学类一级学科硕士点：基础医学、临床医学

医学类一级学科博士点：（暂无）

专业学位类别：临床医学硕士、口腔医学硕士

直属附属医院：▲皖南医学院弋矶山医院、皖南医学院第二附属医院

历史沿革：1958 年 10 月，芜湖医学专科学校创建。1971 年，芜湖医学专科学校并入安徽医学院（今安徽医科大学），成为其皖南分院。1974 年，独立设置为皖南医学院。

近两届国家级教学成果奖获奖项目：（暂无）

网址：http：//www.wnmc.edu.cn

安徽理工大学医学院

成立时间：1985 年

所在地：安徽省淮南市

医学类本科专业：临床医学、预防医学、药学、医学检验技术、护理学

通过认证的专业及首次认证时间：（暂无）

医学类一级学科硕士点：（暂无）[①]

医学类一级学科博士点：（暂无）

专业学位类别：（暂无）

直属附属医院：安徽理工大学附属医院

历史沿革：1985 年，煤炭工业部撤销安徽煤炭工业公司，在公司原址兴建华东煤炭医学专科学校，并于 1986 年首届招生。1993 年，华东煤炭医学专科学校并入淮南矿业学院。1997 年，淮南矿业学院更名为淮南工业学院，又于 2002 年更名为安徽理工大学。

近两届国家级教学成果奖获奖项目：（暂无）

网址：http：//yxy.aust.edu.cn

注：①安徽理工大学有免疫学、病原生物学二级学科硕士点。

福　建　省

福建医科大学

成立时间：1937 年

所在地：福建省福州市

医学类本科专业：基础医学、☆临床医学、麻醉学、医学影像学、眼视学医学、临床医学（5+3）、口腔医学、☆预防医学、☆药学、药物制剂、临床药学、药物分析、医学检验技术、医学实验技术、医学影像技术、眼视光学、康复治疗学、卫生检验与检疫、☆护理学

通过认证的专业及首次认证时间：口腔医学（2015 年）

医学类一级学科硕士点：基础医学、临床医学、口腔医学、公共卫生与预防医学、中西医结合、药学、护理学

医学类一级学科博士点：基础医学、临床医学

专业学位类别：临床医学硕士、口腔医学硕士、公共卫生硕士、护理硕士、药学硕士

直属附属医院：▲福建医科大学附属协和医院、▲福建医科大学附属第一医院、▲福建医科大学附属第二医院、福建医科大学附属口腔医院

历史沿革：1937 年，福建省立医学专科学校创建；1939 年，改名为福建省立医学院；1949 年，改称福建医学院；1969 年，与福建中医学院、华侨大学医疗系合并，成立福建医科大学；1982 年，更名为福建医学院；1996 年改为现名。

近两届国家级教学成果奖获奖项目：

以"岗位胜任力"为导向的护理学本科人才培养模式研究与实践（2014 年，二等奖）

网址：http://www.fjmu.edu.cn

福建中医药大学

成立时间：1958 年

所在地：福建省福州市

医学类本科专业：临床医学、☆中医学、☆针灸推拿学、中医学（5+3）、☆中西医临床医学、药学、药物制剂、海洋药学、中药学、医学检验技术、医学实验技术、医学影像技术、康复治疗学、☆护理学

通过认证的专业及首次认证时间：中医学（2010 年）

医学类一级学科硕士点：临床医学、中医学、中西医结合、药学、中药学、护理学

医学类一级学科博士点：中医学、中西医结合

专业学位类别：护理硕士、药学硕士、中药学硕士、中医硕士

直属附属医院：▲福建中医药大学附属人民医院、▲福建中医药大学附属第二人民医院、福建中医药大学附属第三人民医院、福建中医药大学附属康复医院

历史沿革：1953 年，福州中医进修学校成立；1955 年，易名为"福建省中医进修学校"；1958 年，升格为福建中医学院。2010 年，福建中医学院更名为福建中医药大学。

近两届国家级教学成果奖获奖项目：

中西医临床医学人才培养体系构建的研究与实践（2009 年，二等奖）

网址：http：//www.fjtcm.edu.cn

厦门大学医学部①

成立时间：1996 年

所在地：福建省厦门市

医学类本科专业：临床医学、预防医学、中医学、药学、医学检验技术、护理学

通过认证的专业及首次认证时间：（暂无）

医学类一级学科硕士点：基础医学、临床医学、公共卫生与预防医学、中医学、药学

医学类一级学科博士点：（暂无）

专业学位类别：临床医学硕士、公共卫生硕士

直属附属医院：厦门大学附属翔安医院（在建）②

历史沿革：厦门大学医学院于 1996 年 10 月 11 日经教育部批准正式成立，由厦门市人民政府和厦门大学联办。2007 年，厦门大学成立医学与生命科学学部。

近两届国家级教学成果奖获奖项目：（暂无）

网址：http：//yxsm.xmu.edu.cn

注：①厦门大学是"985 工程""211 工程"高校。

②厦门大学目前主要临床实践教学基地是非直属的厦门大学附属中山医院和厦门大学附属第一医院。

莆田学院医学部

成立时间： 2002 年

所在地： 福建省莆田市

医学类本科专业： 临床医学、药学、医学检验技术、医学影像技术、护理学

通过认证的专业及首次认证时间： 临床医学（2015 年）

医学类一级学科硕士点：（暂无）

医学类一级学科博士点：（暂无）

专业学位类别：（暂无）

直属附属医院： 莆田学院附属医院

历史沿革： 1995 年，福建省妇幼卫生学校升格为福建医科大学莆田分校。2002 年，经教育部批准，福建医科大学莆田分校、莆田高等专科学校和莆田华侨体育师范学校合并升格为本科层次的莆田学院。

近两届国家级教学成果奖获奖项目：（暂无）

网址： http：//www.ptu.edu.cn

厦门医学院

成立时间： 1953 年

所在地： 福建省厦门市

医学类本科专业： 临床医学、口腔医学、药学、护理学

通过认证的专业及首次认证时间：（暂无）

医学类一级学科硕士点：（暂无）

医学类一级学科博士点：（暂无）

专业学位类别：（暂无）

直属附属医院： 厦门市第二医院、厦门医学院附属口腔医院

历史沿革： 学校前身是 1953 年成立的福建省厦门卫生学校。2003 年，开始以"厦门医专（筹）"招收大专生。2007 年，升格为厦门医学高等专科学校；2016 年，升格为厦门医学院。

近两届国家级教学成果奖获奖项目：（暂无）

网址： http：//www.xmmc.edu.cn

江 西 省

南昌大学江西医学院^①

成立时间：1921 年

所在地：江西省南昌市

医学类本科专业：临床医学、麻醉学、☆医学影像学、口腔医学、预防医学、药学、临床药学、医学检验技术、医学影像技术、眼视光学、康复治疗学、卫生检验与检疫、护理学

通过认证的专业及首次认证时间：（暂无）

医学类一级学科硕士点：基础医学、临床医学、口腔医学、公共卫生与预防医学、药学、护理学

医学类一级学科博士点：临床医学

专业学位类别：临床医学博士/硕士、口腔医学硕士、公共卫生硕士、护理硕士

直属附属医院：▲南昌大学第一附属医院、▲南昌大学第二附属医院、南昌大学第四附属医院、南昌大学附属口腔医院、南昌大学附属眼科医院

历史沿革：南昌大学江西医学院（医学部）的前身是创办于 1921 年的江西公立医学专门学校。1952 年，改名为江西省医学院；1953 年，更名为江西医学院。1958 年，与中国人民解放军第八军医学校合并，仍称江西医学院。1969 年，与江西中医学院合并，成立江西医科大学。1972 年 11 月，与江西中医学院分设，复名为江西医学院。2005 年 8 月，与南昌大学合并，冠名为南昌大学医学院。2014 年，南昌大学全面实施医学教育管理体制改革，学院对内称南昌大学医学部，对外称南昌大学江西医学院。

近两届国家级教学成果奖获奖项目：（暂无）

网址：http://www.jxmu.edu.cn

九江学院医学部

成立时间：1958 年

所在地：江西省九江市

医学类本科专业：临床医学、口腔医学、药学、药物制剂、医学检验技术、护理学

注：①南昌大学是"211 工程"高校。

通过认证的专业及首次认证时间：临床医学（2015 年）

医学类一级学科硕士点：（暂无）

医学类一级学科博士点：（暂无）

专业学位类别：（暂无）

直属附属医院：▲九江学院附属医院

历史沿革：1951 年，江西省第三医学校在九江创办。1952 年，第三医校与江西省九江专区护士学校合并为"江西省九江卫生学校"。1955 年，宜春医士学校并入，江西省九江卫生学校改名为"江西省九江医士学校"。1958 年，在九江医士学校的基础上创办九江医学专科学校。"文化大革命"期间，九江医专停办。1978 年以"江西医学院九江分院"名义恢复大专招生，1984 年恢复校名"九江医学专科学校"。2002 年，解放军九江财经高等专科学校、九江师专、九江医专和九江教育学院等 4 校合并组建九江学院。2008 年 5 月，九江学院成立医学部。

近两届国家级教学成果奖获奖项目：（暂无）

网址：http：//yxb.jju.edu.cn

江西中医药大学

成立时间：1959 年

所在地：江西省南昌市

医学类本科专业：中医学、☆针灸推拿学、中西医临床医学、☆药学、药物制剂、☆中药学、中药资源与开发、中药制药、医学影像技术、康复治疗学、护理学

通过认证的专业及首次认证时间：中医学（2015 年）

医学类一级学科硕士点：中医学、中西医结合、中药学

医学类一级学科博士点：中医学、中药学

专业学位类别：药学硕士、中药学硕士、中医硕士

直属附属医院：▲江西中医药大学附属医院（江西省中医院）、江西中医药大学第二附属医院

历史沿革：1959 年，江西中医学院成立。1973 年，创办于 1951 年的江西药科学校并入江西中医学院。2013 年，更名为江西中医药大学。

近两届国家级教学成果奖获奖项目：

产学研结合培养中药创新人才教育模式研究与实践（2009 年，二等奖）

产学研结合培养中新时期高等中医药院校"基础素质"教育理论创新与"双惟模式"实践（2014 年，一等奖）

网址：http：//www.jxutcm.edu.cn

赣南医学院

成立时间：1941 年

所在地：江西省赣州市

医学类本科专业：☆临床医学、☆麻醉学、口腔医学、预防医学、药学、中药学、法医学、医学检验技术、医学影像技术、康复治疗学、护理学

通过认证的专业及首次认证时间：临床医学（2013 年）

医学类一级学科硕士点：基础医学、临床医学

医学类一级学科博士点：（暂无）

专业学位类别：临床医学硕士、护理硕士

直属附属医院：▲赣南医学院第一附属医院、赣南医学院第二附属医院、赣南医学院第三附属医院

历史沿革：学校的前身是创办于 1941 年的江西省赣县高级助产职业学校，后又几经更名。1959 年，改建为赣南医学院；1962 年，改建为赣南医学专科学校；1972 年，又改建为赣南卫生学校；1974 年，升格为赣南医学专科学校。1988 年 4 月，升格为赣南医学院并开始招本科生。

近两届国家级教学成果奖获奖项目：（暂无）

网址：http://www.gmu.cn

宜春学院（医科）[①]

成立时间：1958 年

所在地：江西省宜春市

医学类本科专业：临床医学、麻醉学、预防医学、药学、医学实验技术、护理学

通过认证的专业及首次认证时间：（暂无）

医学类一级学科硕士点：（暂无）

医学类一级学科博士点：（暂无）

专业学位类别：药学硕士

直属附属医院：宜春学院第二附属医院（宜春市第六人民医院）

历史沿革：前身是成立于 1958 年的南昌专区医学专科学校，1963 年停办；1978 年，恢复为江西医学院宜春分院；1984 年，更名为宜春医学专科学校。2000 年 1 月，经教育部批准，宜春师专、医专、农专和宜春市职工大学合并组建为宜春学院。同年开始招临床医学专业本科生。

近两届国家级教学成果奖获奖项目：（暂无）

网址：http://www.ycu.jx.cn

注：①宜春学院的医科相关院系有：医学院、美容医学院、化学与生物工程学院。

井冈山大学医学部

成立时间：1958 年

所在地：江西省吉安市

医学类本科专业：临床医学、口腔医学、预防医学、中医学、药学、康复治疗学、护理学

通过认证的专业及首次认证时间：（暂无）

医学类一级学科硕士点：（暂无）

医学类一级学科博士点：（暂无）

专业学位类别：（暂无）

直属附属医院：井冈山大学附属医院

历史沿革：前身是 1958 年成立的井冈山大学医学系。1963 年，井冈山大学停办。1978 年，经江西省人民政府批准，以原井冈山大学医学院为基础，建立了江西医学院吉安分院。1993 年，经国家教委批准更名为井冈山医学高等专科学校。2003 年 7 月，经教育部批准，井冈山师范学院、井冈山医学高等专科学校和井冈山职业技术学院合并，组建井冈山学院。2006 年获批招收临床医学专业本科生。2007 年，井冈山学院更名为井冈山大学。

近两届国家级教学成果奖获奖项目：（暂无）

网址：http://mc.jgsu.edu.cn

山 东 省

山东大学齐鲁医学部^①

成立时间： 1911 年

所在地： 山东省济南市

医学类本科专业： ☆临床医学、临床医学（5+3）、☆口腔医学、口腔医学（5+3）、预防医学、☆药学、临床药学、☆护理学

通过认证的专业及首次认证时间： 口腔医学（2011 年）

医学类一级学科硕士点： 基础医学、临床医学、口腔医学、公共卫生与预防医学、药学、护理学

医学类一级学科博士点： 基础医学、临床医学、口腔医学、公共卫生与预防医学、药学、护理学

专业学位类别： 临床医学博士/硕士、口腔医学博士/硕士、公共卫生硕士、护理硕士、药学硕士

直属附属医院： ▲山东大学齐鲁医院、▲山东大学第二医院、山东大学口腔医院、山东大学附属生殖医院

历史沿革： 山东大学齐鲁医学部的前身可追溯到 1903 年成立的山东共和医道学堂。1911 年，共和医道学堂定址济南。1917 年，共和医道学堂成为齐鲁大学医科；1925 年，更名为齐鲁大学医学院。1952 年，齐鲁大学医学院与山东医学院（前身是创建于 1945 年的新四军军医学校）合并，定名为山东医学院。1985 年，山东医学院更名为山东医科大学。2000 年 7 月，原山东大学、山东医科大学、山东工业大学合并组建为新的山东大学。2012 年 5 月，山东大学成立齐鲁医学部。

近两届国家级教学成果奖获奖项目：（暂无）

网址： http://www.qlyxb.sdu.edu.cn

注：①山东大学是"985 工程""211 工程"高校。

青岛大学医学部

成立时间：1946 年

所在地：山东省青岛市

医学类本科专业：☆临床医学、医学影像学、临床医学（5+3）、口腔医学、预防医学、药学、医学检验技术、护理学

通过认证的专业及首次认证时间：（暂无）

医学类一级学科硕士点：基础医学、临床医学、口腔医学、公共卫生与预防医学、药学、特种医学、护理学

医学类一级学科博士点：基础医学、临床医学、特种医学、护理学

专业学位类别：临床医学博士/硕士、口腔医学硕士、公共卫生硕士、护理硕士、药学硕士

直属附属医院：▲青岛大学附属医院

历史沿革：1946 年，国立山东大学医学院创建。1956 年，独立建院，称青岛医学院。1970 年，青岛医学院迁址北镇办学；1977 年，学院本部迁回青岛。1993 年 5 月，原青岛大学、山东纺织工学院、青岛医学院、青岛师范专科学校合并组建为新的青岛大学，青岛医学院改称青岛大学医学院。2016 年 5 月，青岛大学成立医学部。

近两届国家级教学成果奖获奖项目：（暂无）

网址：http：//qmc.qdu.edu.cn

山东中医药大学

成立时间：1958 年

所在地：山东省济南市

医学类本科专业：眼视学医学、食品卫生与营养学、☆中医学、☆针灸推拿学、中医学（5+3）、中西医临床医学、药学、药物制剂、☆中药学、中药资源与开发、中草药栽培与鉴定、眼视光学、康复治疗学、护理学

通过认证的专业及首次认证时间：（暂无）

医学类一级学科硕士点：临床医学、中医学、中西医结合、药学、中药学、护理学

医学类一级学科博士点：中医学、中西医结合、中药学

专业学位类别：药学硕士、中药学硕士、中医博士/硕士

直属附属医院：▲山东中医药大学附属医院、▲山东中医药大学第二附属医院、山东中医药大学附属眼科医院

历史沿革：1958 年，山东中医学院创建；1996 年，学校更名为山东中医药大学。

近两届国家级教学成果奖获奖项目：

"以文化人，厚重基础"——中医学核心课程体系建设与实践（2014 年，二等奖）

网址：http://www.sdutcm.edu.cn

滨州医学院

成立时间：1974 年

所在地：山东省烟台市、滨州市

医学类本科专业：☆临床医学、麻醉学、医学影像学、☆口腔医学、预防医学、中医学、药学、中药学、医学检验技术、医学影像技术、眼视光学、康复治疗学、口腔医学技术、听力与言语康复学、☆护理学

通过认证的专业及首次认证时间：临床医学（2013 年）

医学类一级学科硕士点：基础医学、临床医学、护理学

医学类一级学科博士点：（暂无）

专业学位类别：临床医学硕士、口腔医学硕士、公共卫生硕士、药学硕士

直属附属医院：▲滨州医学院附属医院、滨州医学院烟台附属医院

历史沿革：1970 年，青岛医学院迁至山东省惠民地区行署驻地北镇办学；1974 年，设立青岛医学院北镇分院。1981 年，青岛医学院北镇分院独立设为北镇医学院；1983 年，更名为滨州医学院。2002 年 9 月，滨州医学院烟台校区投入使用。

近两届国家级教学成果奖获奖项目：（暂无）

网址：http://www.bzmc.edu.cn

济宁医学院

成立时间：1952 年

所在地：山东省济宁市

医学类本科专业：☆临床医学、精神医学、口腔医学、☆预防医学、中西医临床医学、药学、药物制剂、中药学、法医学、医学检验技术、康复治疗学、卫生检验与检疫、护理学

通过认证的专业及首次认证时间：临床医学（2015 年）

医学类一级学科硕士点：（暂无）

医学类一级学科博士点：（暂无）

专业学位类别：临床医学硕士

直属附属医院：▲济宁医学院附属医院

历史沿革：济宁医学院的前身为创建于 1952 年的济宁医士学校。1956 年，与济宁专区人民医院护士学校合并，改称济宁卫生学校。1958 年，经山东省人民委员会批准，改建为济宁医学院。1959 年，改为济宁医学专科学校。1962 年，改为济宁卫生干部学校。1964 年，又改名为山东省医学专科进修学校。"文化大革命"开始后，停招新生。1974 年 6 月，经国务院批准，恢复济宁医学专科学校校名。1987 年，升格为济宁医学院。

近两届国家级教学成果奖获奖项目：（暂无）

网址：http：//www.jnmc.edu.cn

泰山医学院

成立时间：1974 年

所在地：山东省泰安市

医学类本科专业：☆临床医学、☆医学影像学、口腔医学、预防医学、☆药学、药物制剂、临床药学、中药学、医学检验技术、医学影像技术、眼视光学、康复治疗学、口腔医学技术、卫生检验与检疫、☆护理学

通过认证的专业及首次认证时间：（暂无）

医学类一级学科硕士点：基础医学、临床医学、药学、护理学

医学类一级学科博士点：（暂无）

专业学位类别：临床医学硕士、公共卫生硕士、护理硕士

直属附属医院：▲泰山医学院附属医院

历史沿革：1970 年，山东医学院与山东中医学院合并为山东医学院，搬迁至泰安市新泰县楼德镇；1974 年，建立山东医学院楼德分院。1979 年，山东医学院楼德分院迁至泰安市区，改名为山东医学院泰安分院。1981 年，山东医学院泰安分院更名为泰山医学院。

近两届国家级教学成果奖获奖项目：（暂无）

网址：http：//www.tsmc.edu.cn

潍坊医学院

成立时间：1951 年

所在地：山东省潍坊市

医学类本科专业：☆临床医学、☆麻醉学、医学影像学、口腔医学、预防医学、药学、医学检验技术、医学影像技术、眼视光学、康复治疗学、卫生检验与检疫、☆护理学

通过认证的专业及首次认证时间：（暂无）

医学类一级学科硕士点：基础医学、临床医学、公共卫生与预防医学、药学、护理学

医学类一级学科博士点：（暂无）[①]

专业学位类别：临床医学硕士、口腔医学硕士、公共卫生硕士、护理硕士、药学硕士

直属附属医院：▲潍坊医学院附属医院

历史沿革：前身是创建于 1951 年 5 月的山东省昌潍医士学校。1955 年 10 月，更名为山东省潍坊医士学校。1958 年 8 月，在青岛医学院支援下，扩建为昌潍医学院并开始本科医学教育。1959 年，调整为昌潍医学专科学校。1965 年 4 月，恢复昌潍医学院校名。1987 年 9 月，更名为潍坊医学院。

近两届国家级教学成果奖获奖项目：（暂无）

网址：http://www.wfmc.edu.cn

齐鲁医药学院

成立时间：1999 年

所在地：山东省淄博市

医学类本科专业：临床医学、药学、药物制剂、中药学、医学检验技术、医学影像技术、康复治疗学、口腔医学技术、护理学

通过认证的专业及首次认证时间：（暂无）

医学类一级学科硕士点：（暂无）

医学类一级学科博士点：（暂无）

专业学位类别：（暂无）

直属附属医院：淄博市第一医院、淄博市万杰肿瘤医院

历史沿革：1995 年，由万杰集团独家投资，山东省人民政府批准筹建山东万杰医学高等专科学校。1999 年 3 月，教育部批准正式建立。2008 年 4 月，经教育部批准，在民办山东万杰医学高等专科学校的基础上建立山东万杰医学院。2015年，更名为齐鲁医药学院。

近两届国家级教学成果奖获奖项目：（暂无）

网址：http://www.wjmu.net

注：①潍坊医学院有服务国家特殊需求博士人才培养项目"公共卫生危机管理"。

河 南 省

郑州大学（医科）^①

成立时间：1928 年

所在地：河南省郑州市

医学类本科专业：基础医学、临床医学、麻醉学、医学影像学、临床医学（5+3）、口腔医学、☆预防医学、药学、药物制剂、医学检验技术、康复治疗学、护理学

通过认证的专业及首次认证时间：（暂无）

医学类一级学科硕士点：基础医学、临床医学、口腔医学、公共卫生与预防医学、药学、护理学

医学类一级学科博士点：基础医学、临床医学、公共卫生与预防医学、护理学

专业学位类别：临床医学博士/硕士、口腔医学硕士、公共卫生硕士、护理硕士、药学硕士

直属附属医院：▲郑州大学第一附属医院、郑州大学第二附属医院、郑州大学第三附属医院、郑州大学第四附属医院（河南省口腔医院）、郑州大学第五附属医院

历史沿革：1928 年，开封的河南中山大学增设医科；1930 年，建立河南大学医学院；1952 年 10 月，改建为河南医学院。1958 至 1959 年，学校由开封迁址郑州。1984 年 12 月，更名为河南医科大学。2000 年 7 月，原郑州大学、郑州工业大学、河南医科大学合并组建新郑州大学。

近两届国家级教学成果奖获奖项目：（暂无）

网址：http://www.zzu.edu.cn

新乡医学院

成立时间：1922 年

所在地：河南省新乡市

医学类本科专业：☆临床医学、麻醉学、医学影像学、精神医学、儿科学、口腔医学、预防医学、☆药学、药物制剂、法医学、☆医学检验技术、康复治疗学、卫生检验与检疫、☆护理学

注：①郑州大学是"211 工程"高校。郑州大学的医科相关院系有：基础医学院、医学检验系、公共卫生学院、护理学院、药学院、口腔医学院以及各临床医学院。

通过认证的专业及首次认证时间：（暂无）

医学类一级学科硕士点：基础医学、临床医学、公共卫生与预防医学、药学

医学类一级学科博士点：（暂无）

专业学位类别：临床医学硕士、公共卫生硕士、护理硕士

直属附属医院：▲新乡医学院第一附属医院、新乡医学院第二附属医院、新乡医学院第三附属医院、新乡医学院附属中心医院、新乡医学院附属人民医院

历史沿革：新乡医学院肇始于 1922 年惠民医院护士学校。1949 年，冀鲁豫卫生学校及哈励逊医院迁入。1950 年 1 月，平原省医科学校成立。此后，学校经历华北第二医士学校、汲县医士学校、汲县卫生学校、新乡专区医学院、汲县医学专科学校、豫北医学专科学校等发展阶段。1982 年，学校定名新乡医学院。

近两届国家级教学成果奖获奖项目：

针对河南省卫生人才素质现状创新高等医学教育课程设置研究与实践（2014年，二等奖）

网址：http：//www.xxmu.edu.cn

河南中医药大学

成立时间：1958 年

所在地：河南省郑州市

医学类本科专业：预防医学、☆中医学、☆针灸推拿学、☆中西医临床医学、药学、药物制剂、☆中药学、中药资源与开发、中药制药、医学检验技术、医学影像技术、康复治疗学、护理学

通过认证的专业及首次认证时间：中医学（2014 年）

医学类一级学科硕士点：基础医学、临床医学、中医学、中西医结合、药学、中药学

医学类一级学科博士点：中医学、中药学

专业学位类别：护理硕士、中药学硕士、中医硕士

直属附属医院：▲河南中医药大学第一附属医院、▲河南中医药大学第二附属医院、河南中医药大学第三附属医院

历史沿革：学校创建于 1958 年，原名河南中医学院；2016 年更名为河南中医药大学。

近两届国家级教学成果奖获奖项目：

医学实验教学平台全面质量管理模式研究（2014 年，二等奖）

网址：http：//www.hactcm.edu.cn

河南大学医学院

成立时间：1958 年

所在地：河南省开封市

医学类本科专业：临床医学、口腔医学、药学、药物制剂、临床药学、中药学、护理学

通过认证的专业及首次认证时间：（暂无）

医学类一级学科硕士点：基础医学、临床医学、药学、中药学

医学类一级学科博士点：（暂无）

专业学位类别：临床医学硕士、护理硕士、中药学硕士

直属附属医院：▲河南大学淮河医院、▲河南大学第一附属医院

历史沿革：河南大学医科的前身是成立于 1958 年的河南省医药专科学校；1978 年，改为开封医学专科学校；1992 年，开封医学专科学校更名为开封医学高等专科学校。2000 年，开封医学高等专科学校并入河南大学。2016 年，河南大学与河南省人民医院合作成立河南大学医学院。

近两届国家级教学成果奖获奖项目：（暂无）

网址：http：//www.henu.edu.cn

河南科技大学（医科）[①]

成立时间：1958 年

所在地：河南省洛阳市

医学类本科专业：临床医学、药学、法医学、医学检验技术、医学影像技术、护理学

通过认证的专业及首次认证时间：（暂无）

医学类一级学科硕士点：基础医学、临床医学

医学类一级学科博士点：（暂无）

专业学位类别：临床医学硕士

直属附属医院：▲河南科技大学第一附属医院、河南科技大学第二附属医院

历史沿革：河南科技大学医科的前身是 1958 年 8 月建立的洛阳医学院。1962 年 7 月，改为河南省洛阳卫生学校。1978 年 12 月，升格为洛阳医学专科学校。1992 年 4 月，更名为洛阳医学高等专科学校。2002 年，洛阳工学院、洛阳医学高等专科学校、洛阳农业高等专科学校合并组建河南科技大学。

近两届国家级教学成果奖获奖项目：（暂无）

网址：http：//www.haust.edu.cn

注：①河南科技大学的医科相关院系有：医学院、护理学院、医学技术与工程学院、法医学院、临床医学院。

南阳理工学院张仲景国医国药学院

成立时间： 1985 年

所在地： 河南省南阳市

医学类本科专业： 中医学、中药学、护理学

通过认证的专业及首次认证时间：（暂无）

医学类一级学科硕士点：（暂无）

医学类一级学科博士点：（暂无）

专业学位类别：（暂无）

直属附属医院：（暂无）[①]

历史沿革： 前身是 1985 年建校的张仲景国医大学，1993 年经教育部批准并入南阳理工学院成为国医国药系，2005 年更名为南阳理工学院张仲景国医学院。2016 年更名为张仲景国医国药学院。

近两届国家级教学成果奖获奖项目：（暂无）

网址： http：//tcm.nyist.edu.cn

黄河科技学院医学院

成立时间： 1988 年

所在地： 河南省郑州市

医学类本科专业： 临床医学、药学、药物制剂、医学检验技术、医学影像技术、护理学

通过认证的专业及首次认证时间：（暂无）

医学类一级学科硕士点：（暂无）

医学类一级学科博士点：（暂无）

专业学位类别：（暂无）

直属附属医院： 黄河科技学院附属医院

历史沿革： 黄河科技学院前身是创办于 1985 年的郑州黄河科技专修学院，经历郑州黄河科技大学（1988～1994 年）、民办黄河科技学院（1994～2000 年）等发展阶段。2000 年，更名为黄河科技学院。

近两届国家级教学成果奖获奖项目：（暂无）

网址： http：//www.hhstu.edu.cn

注：①张仲景国医国药学院目前主要临床实践教学基地是南阳市张仲景医院、南阳市中医院等。

湖 北 省

华中科技大学同济医学院①

成立时间：1907 年

所在地：湖北省武汉市

医学类本科专业：☆临床医学、医学影像学、临床医学（八年）、口腔医学、☆预防医学、中医学、中西医临床医学、☆药学、中药学、法医学、医学检验技术、医学实验技术、护理学

通过认证的专业及首次认证时间：临床医学（2008 年）

医学类一级学科硕士点：基础医学、临床医学、口腔医学、公共卫生与预防医学、中西医结合、药学、中药学、护理学

医学类一级学科博士点：基础医学、临床医学、公共卫生与预防医学、中西医结合、药学、护理学

专业学位类别：临床医学博士/硕士、口腔医学硕士、公共卫生硕士、护理硕士、中药学硕士

直属附属医院：▲华中科技大学同济医学院附属协和医院、▲华中科技大学同济医学院附属同济医院、华中科技大学同济医学院附属梨园医院

历史沿革：1907 年，德国医生埃里希·宝隆在上海创建德文医学堂，又先后更名为同济德文医学堂、同济医工学堂。1917 年，学校改属华人私立学校，并更名为私立同济医工专门学校。1922 年，学校迁往吴淞镇。1924 年，改名为同济医工大学。1927 年，更名为国立同济大学。1950 年，同济大学医学院内迁武汉，与武汉大学医学院合并，命名为中南同济医学院；1955 年，更名为武汉医学院，1985 年，更名为同济医科大学。2000 年，同济医科大学与华中理工大学合并，成为华中科技大学同济医学院。

近两届国家级教学成果奖获奖项目：

以问题为基础学习教学方法在医学教育中的改革与实践（2009 年，二等奖）

法医学全国规划教材建设（教材）（2009 年，二等奖，第 4 完成单位）

以能力培养为导向的预防医学人才培养模式的创新与实践（2014 年，二等奖）

网址：http://www.tjmu.edu.cn

注：①华中科技大学是"985 工程""211 工程"高校。

武汉大学医学部^①

成立时间：1943 年

所在地：湖北省武汉市

医学类本科专业：基础医学、临床医学、临床医学（5+3）、☆口腔医学、口腔医学（5+3）、预防医学、全球健康学、药学、医学检验技术、护理学

通过认证的专业及首次认证时间：临床医学（2015 年）

医学类一级学科硕士点：基础医学、临床医学、口腔医学、公共卫生与预防医学、药学、中药学、护理学

医学类一级学科博士点：基础医学、临床医学、口腔医学、药学

专业学位类别：临床医学博士/硕士、口腔医学博士/硕士、公共卫生硕士、护理硕士、药学硕士、中药学硕士

直属附属医院：▲武汉大学人民医院、▲武汉大学中南医院、▲武汉大学口腔医院

历史沿革：1943 年，湖北省省立医学院成立；1953 年，更名为湖北医学院；1993 年，更名为湖北医科大学。2000 年，学校与武汉大学、武汉水利电力大学、武汉测绘科技大学合并组建新的武汉大学。2001 年，武汉大学成立医学部。

近两届国家级教学成果奖获奖项目：

构建立体化培养体系　培育高质量口腔医学人才（2009 年，二等奖）

"一强化两贯穿"临床医学教学模式的探索与实践（2014 年，二等奖）

网址：http：//wsm70.whu.edu.cn

湖北中医药大学

成立时间：1958 年

所在地：湖北省武汉市

医学类本科专业：☆中医学、☆针灸推拿学、中医学（5+3）、中西医临床医学、药学、药物制剂、☆中药学、中药资源与开发、中药制药、医学检验技术、医学实验技术、康复治疗学、卫生检验与检疫、护理学

通过认证的专业及首次认证时间：（暂无）

医学类一级学科硕士点：中医学、中西医结合、药学、中药学

医学类一级学科博士点：中医学、中药学

专业学位类别：护理硕士、中药学硕士、中医博士/硕士

注：①武汉大学是"985 工程""211 工程"高校。

直属附属医院：▲湖北中医药大学附属医院（湖北省中医院）

历史沿革：前身是 1958 年建立的湖北省中医进修学校；1964 年，更名为湖北中医学院。2003 年，湖北中医学院与湖北药检高等专科学校合并成新的湖北中医学院。2010 年，更名为湖北中医药大学。

近两届国家级教学成果奖获奖项目：（暂无）

网址：http：//www.hbtcm.edu.cn

湖北医药学院

成立时间：1965 年

所在地：湖北省十堰市

医学类本科专业：临床医学、☆麻醉学、医学影像学、口腔医学、药学、中药制药、医学检验技术、康复治疗学、☆护理学

通过认证的专业及首次认证时间：临床医学（2014 年）、护理学（2013 年）

医学类一级学科硕士点：基础医学、临床医学

医学类一级学科博士点：（暂无）

专业学位类别：临床医学硕士、护理硕士、药学硕士

直属附属医院：▲十堰市太和医院

历史沿革：武汉医学院郧阳分院于 1965 年在十堰创办。1985 年，更名为同济医科大学郧阳医学院。1994 年，更名为郧阳医学院。1977 年，开始举办普通本科教育。2010 年 5 月，更名为湖北医药学院。

近两届国家级教学成果奖获奖项目：（暂无）

网址：http：//www.hbmu.edu.cn

湖北民族学院医学院

成立时间：1958 年

所在地：湖北省恩施市

医学类本科专业：临床医学、中医学、中药学、医学影像技术、康复治疗学、护理学

通过认证的专业及首次认证时间：（暂无）

医学类一级学科硕士点：中医学

医学类一级学科博士点：（暂无）

专业学位类别：临床医学硕士、中医硕士

直属附属医院：湖北民族学院附属民大医院

历史沿革：湖北民族学院医学院前身为湖北省恩施医学高等专科学校，始建

于 1958 年。1998 年，与湖北民族学院合并为新的湖北民族学院。

近两届国家级教学成果奖获奖项目：（暂无）

网址：http://yxy.hbmy.edu.cn

三峡大学医学院

成立时间：1949 年

所在地：湖北省宜昌市

医学类本科专业：临床医学、☆医学影像学、中医学、药学、护理学

通过认证的专业及首次认证时间：（暂无）

医学类一级学科硕士点：基础医学、临床医学

医学类一级学科博士点：（暂无）

专业学位类别：临床医学硕士、中医硕士、药学硕士

直属附属医院：三峡大学仁和医院

历史沿革：三峡大学医学院的前身是创办于 1949 年的湖北省公医专科学校。1960 年 11 月，由武昌迁至宜昌，与 1958 年创办的宜昌医学专科学校合并，仍称湖北省宜昌医学专科学校。1980 年，改称宜昌医学专科学校，隶属省政府。1996 年，宜昌师范高等专科学校、宜昌医学高等专科学校、宜昌职业大学合并组建湖北三峡学院。2000 年，武汉水利电力大学（宜昌）和湖北三峡学院合并组建三峡大学。

近两届国家级教学成果奖获奖项目：（暂无）

网址：http://yxy.ctgu.edu.cn

湖北科技学院（医科）①

成立时间：1994 年

所在地：湖北省咸宁市

医学类本科专业：临床医学、医学影像学、口腔医学、预防医学、☆药学、药物制剂、医学影像技术、眼视光学、护理学

通过认证的专业及首次认证时间：（暂无）

医学类一级学科硕士点：（暂无）

医学类一级学科博士点：（暂无）

专业学位类别：药学硕士

直属附属医院：湖北科技学院附属第二医院

注：①湖北科技学院的医科相关院系有：基础医学院、临床医学院、五官医学院、护理学院、药学院。

历史沿革：1965 年，湖北医学院咸宁分院建立；1977 年，开始举办五年制临床医学本科教育；1994 年成为独立设置的咸宁医学院；2002 年 12 月，咸宁医学院与咸宁师范专科学校合并为咸宁学院。2012 年，咸宁学院更名"湖北科技学院"。

近两届国家级教学成果奖获奖项目：（暂无）

网址：http://yxy.hbust.com.cn

长江大学医学院

成立时间：2003 年

所在地：湖北省荆州市

医学类本科专业：临床医学、中西医临床医学、医学检验技术、医学影像技术、护理学

通过认证的专业及首次认证时间：（暂无）

医学类一级学科硕士点：临床医学

医学类一级学科博士点：（暂无）

专业学位类别：临床医学硕士、护理硕士

直属附属医院：（暂无）[①]

历史沿革：前身是始建于 1951 年的湖北省沙市卫生学校。1977 年，更名为武汉医学院荆州分院；1984 年，经省政府批准，学校改办为湖北省卫生干部学院；1985 年，更名为湖北省卫生职工医学院。2003 年 4 月经教育部批准，原江汉石油学院、湖北农学院、荆州师范学院、湖北省卫生职工医学院合并组建长江大学。

近两届国家级教学成果奖获奖项目：（暂无）

网址：http://med.yangtzeu.edu.cn

武汉科技大学医学院

成立时间：1960 年

所在地：湖北省武汉市

医学类本科专业：临床医学、预防医学、药学、卫生检验与检疫、护理学

通过认证的专业及首次认证时间：临床医学（2015 年）

医学类一级学科硕士点：公共卫生与预防医学

医学类一级学科博士点：（暂无）

注：①长江大学医学院目前主要临床实践教学基地是荆州市第一人民医院。

专业学位类别：临床医学硕士

直属附属医院：武汉科技大学附属天佑医院

历史沿革：武汉科技大学医学院前身是 1960 年成立的武钢医学院。1962 年，改建为武钢卫生学校；1963 年，更名为武汉冶金卫生学校；1965 年，更名为武汉冶金医学专科学校；1992 年，更名为武汉冶金医学高等专科学校。1995 年，武汉冶金医学高等专科学校与同属冶金工业部的武汉钢铁学院和武汉冶金建筑高等专科学校合并组建武汉科技大学，并定名为武汉科技大学医学院。

近两届国家级教学成果奖获奖项目：（暂无）

网址：http://www.wust.edu.cn

江汉大学（医科）[①]

成立时间：1998 年

所在地：湖北省武汉市

医学类本科专业：临床医学、针灸推拿学、药学、医学影像技术、护理学

通过认证的专业及首次认证时间：临床医学（2015 年）

医学类一级学科硕士点：（暂无）

医学类一级学科博士点：（暂无）

专业学位类别：临床医学硕士

直属附属医院：江汉大学附属医院（武汉市第六医院）

历史沿革：1998 年 8 月，武汉市决定，原江汉大学、华中理工大学汉口分校、武汉教育学院和武汉市职工医学院合并，新建江汉大学。2001 年 10 月，教育部正式批准合并组建新的江汉大学。

近两届国家级教学成果奖获奖项目：（暂无）

网址：http://www.jhun.edu.cn

湖北理工学院医学院

成立时间：2004 年

所在地：湖北省黄石市

医学类本科专业：临床医学、药学、医学检验技术、护理学

通过认证的专业及首次认证时间：（暂无）

医学类一级学科硕士点：（暂无）

注：①江汉大学的医科相关院系有：医学院、护理与医学技术学院。

医学类一级学科博士点：（暂无）

专业学位类别：（暂无）

直属附属医院：湖北理工学院附属医院

历史沿革：2004 年，湖北省卫生学校并入黄石高等专科学校，与黄石高等专科学校医学系共同组建黄石高等专科学校医学部。同年，经教育部批准，湖北省黄石高等专科学校与黄石教育学院合并，学校升格为本科院校——黄石理工学院。2012 年 4 月，经教育部批准，黄石理工学院更名为湖北理工学院。黄石理工学院医学院更名为湖北理工学院医学院。

近两届国家级教学成果奖获奖项目：（暂无）

网址：http：//med.hbpu.edu.cn

湖北文理学院医学院

成立时间：2010 年

所在地：湖北省襄阳市

医学类本科专业：临床医学、护理学

通过认证的专业及首次认证时间：（暂无）

医学类一级学科硕士点：（暂无）

医学类一级学科博士点：（暂无）

专业学位类别：（暂无）

直属附属医院：▲湖北文理学院附属医院（襄阳市中心医院）

历史沿革：1998 年，襄阳师范专科学校、襄樊职业大学、襄樊教育学院合并组建襄樊学院；2010 年，襄樊学院医学院成立并开始招收临床医学专业本科生；2012 年，经教育部批准，襄樊学院更名为湖北文理学院。

近两届国家级教学成果奖获奖项目：（暂无）

网址：http：//www.hbuas.edu.cn

湖 南 省

中南大学湘雅医学院①

成立时间：1914 年

所在地：湖南省长沙市

医学类本科专业：基础医学、☆临床医学、麻醉学、☆精神医学、临床医学（八年）、口腔医学、预防医学、药学、法医学、医学检验技术、护理学

通过认证的专业及首次认证时间：临床医学（2010 年）

医学类一级学科硕士点：基础医学、临床医学、口腔医学、公共卫生与预防医学、药学、特种医学、护理学

医学类一级学科博士点：基础医学、临床医学、公共卫生与预防医学、药学、特种医学、护理学

专业学位类别：临床医学博士/硕士、口腔医学硕士、公共卫生硕士、护理硕士

直属附属医院：▲中南大学湘雅医院、▲中南大学湘雅二医院、▲中南大学湘雅三医院、中南大学湘雅口腔医院

历史沿革：1914 年，湖南育群学会与美国雅礼协会联合创办湘雅医学专门学校。1931 年，更名为私立湘雅医学院。1938 年，因战乱迁校贵阳。1940 年，学校改称国立湘雅医学院。1944 年，迁校重庆杨公桥。1945 年至 1946 年，湘雅人员先后回到长沙。1953 年，湘雅医学院更名为湖南医学院；1987 年，更名为湖南医科大学。2000 年 4 月 29 日，湖南医科大学、长沙铁道学院与中南工业大学合并组建中南大学。

近两届国家级教学成果奖获奖项目：

医学教育国际标准的本土化研究与实践（2009 年，二等奖）

病理学系列教材的建设与实践（2009 年，二等奖，第 2 完成单位）

构建精神医学国家级教学平台，并充分发挥其示范、辐射和引领作用的实践（2014 年，二等奖）

网址：http://www.xysm.csu.edu.cn

注：①中南大学是"985 工程""211 工程"高校。

湖南中医药大学

成立时间： 1934 年

所在地： 湖南省长沙市

医学类本科专业： 临床医学、医学影像学、口腔医学、☆中医学、☆针灸推拿学、中医学（5+3）、☆中西医临床医学、药学、药物制剂、☆中药学、中药资源与开发、医学检验技术、康复治疗学、护理学

通过认证的专业及首次认证时间： 中医学（2014 年）

医学类一级学科硕士点： 中医学、中西医结合、药学、中药学

医学类一级学科博士点： 中医学

专业学位类别： 临床医学硕士、口腔医学硕士、护理硕士、中药学硕士、中医博士/硕士

直属附属医院： ▲湖南中医药大学第一附属医院、▲湖南中医药大学第二附属医院、▲湖南中医药大学附属中西医结合医院

历史沿革： 湖南中医药大学的前身是 1934 年创办的湖南国医专科学校。1960 年，改为湖南中医学院；1990 年、2002 年原湖南科技大学和湖南省中医药研究院先后成建制并入湖南中医学院。2006 年，湖南中医学院更名为湖南中医药大学。

近两届国家级教学成果奖获奖项目：（暂无）

网址： http://www.hnctcm.edu.cn

南华大学医学部

成立时间： 1958 年

所在地： 湖南省衡阳市

医学类本科专业： ☆临床医学、麻醉学、医学影像学、口腔医学、☆预防医学、药学、药物制剂、医学检验技术、医学影像技术、卫生检验与检疫、护理学

通过认证的专业及首次认证时间： 临床医学（2014 年）

医学类一级学科硕士点： 基础医学、临床医学、公共卫生与预防医学、药学、特种医学

医学类一级学科博士点： 基础医学

专业学位类别： 临床医学硕士、公共卫生硕士、护理硕士

直属附属医院： ▲南华大学附属第一医院、▲南华大学附属第二医院、南华大学附属第三医院、南华大学附属南华医院

历史沿革： 前身是 1958 年始建的湖南省衡阳医学院。1962 年，湖南省衡阳

医学院更名为衡阳医学高等专科学校；1977 年，更名为衡阳医学院；2000 年，与中南工学院合并组建南华大学。

近两届国家级教学成果奖获奖项目：（暂无）

网址：http://www.usc.edu.cn

湖南师范大学医学院①

成立时间：1989 年

所在地：湖南省长沙市

医学类本科专业：临床医学、预防医学、药学、医学检验技术、护理学

通过认证的专业及首次认证时间：

医学类一级学科硕士点：基础医学、临床医学、公共卫生与预防医学、护理学

医学类一级学科博士点：（暂无）

专业学位类别：临床医学硕士、护理硕士

直属附属医院：湖南师范大学附属湘东医院

历史沿革：湖南师范大学医学院起源于 1911 年美国人胡美博士设立的湘雅护病学校，历经湖南护士学校、湖南省卫生学校(1965～1984 年)、湖南省卫生职工医学院（1984～1989 年)、湖南医学高等专科学校（1989～2002 年)等时期。2002 年 3 月，经教育部批准并入湖南师范大学，成为湖南师范大学医学院。

近两届国家级教学成果奖获奖项目：（暂无）

网址：http://med.hunnu.edu.cn

长沙医学院

成立时间：1999 年

所在地：湖南省长沙市

医学类本科专业：☆临床医学、医学影像学、口腔医学、预防医学、中医学、针灸推拿学、药学、药物制剂、药物分析、医学检验技术、医学影像技术、康复治疗学、卫生检验与检疫、护理学

通过认证的专业及首次认证时间：临床医学（2015 年）

医学类一级学科硕士点：（暂无）

医学类一级学科博士点：（暂无）

专业学位类别：（暂无）

直属附属医院：长沙医学院附属第一医院

注：①湖南师范大学是"211 工程"高校。

历史沿革：长沙医学院前身为 1990 年创办于衡阳的湘南中等卫生职业技术学校。1996 年，更名为湘南卫生中等专业学校；1999 年，升格为湘南医学高等专科学校。2001 年，校本部迁至长沙市。2005 年，升格为长沙医学院。

近两届国家级教学成果奖获奖项目：（暂无）

网址：http：//www.csmu.edu.cn

吉首大学医学院

成立时间：2000 年

所在地：湖南吉首市

医学类本科专业：临床医学、针灸推拿学、药学、医学检验技术、医学影像技术、护理学

通过认证的专业及首次认证时间：（暂无）

医学类一级学科硕士点：（暂无）

医学类一级学科博士点：（暂无）

专业学位类别：临床医学硕士

直属附属医院：（暂无）[1]

历史沿革：吉首大学创办于 1958 年 9 月。1978 年，原湖南医学院湘西分院并入吉首大学组建医疗系。2000 年 9 月，吉首卫生学校于并入吉首大学，与医疗系合并组建吉首大学医学院。

近两届国家级教学成果奖获奖项目：（暂无）

网址：http：//www.jsu.edu.cn

湘南学院（医科）[2]

成立时间：1994 年

所在地：湖南省郴州市

医学类本科专业：临床医学、预防医学、针灸推拿学、药学、医学检验技术、医学影像技术、康复治疗学、☆护理学

通过认证的专业及首次认证时间：（暂无）

医学类一级学科硕士点：（暂无）

医学类一级学科博士点：（暂无）

专业学位类别：（暂无）

注：①吉首大学医学院目前主要临床实践教学基地是湘西自治州人民医院。

②湘南学院的医科相关院系有：临床学院、基础医学院、公共卫生学院、护理学院、康复学院、药学院。

直属附属医院：湘南学院附属医院

历史沿革：1950 年，郴州地区卫生学校创建；1994 年，学校升格为郴州医学高等专科学校。2003 年，经教育部批准，郴州师范高等专科学校、郴州医学高等专科学校、郴州教育学院、郴州师范学校合并组建湘南学院。

近两届国家级教学成果奖获奖项目：（暂无）

网址：http：//www.xnu.edu.cn

湖南医药学院

成立时间：2000 年

所在地：湖南省怀化市

医学类本科专业：临床医学、药学、医学检验技术、医学影像技术、康复治疗学、护理学

通过认证的专业及首次认证时间：（暂无）

医学类一级学科硕士点：（暂无）

医学类一级学科博士点：（暂无）

专业学位类别：（暂无）

直属附属医院：湖南医药学院第一附属医院

历史沿革：学校前身是创建于 1924 年的长沙私立仁术护病学校。1981 年，迁入怀化，更名为怀化地区卫生学校。2000 年，升格为怀化医学高等专科学校。2014 年，经教育部批准升格为湖南医药学院。

近两届国家级教学成果奖获奖项目：（暂无）

网址：http：//www.hnmu.com.cn

邵阳学院（医科）[①]

成立时间：1950

所在地：湖南省邵阳市

医学类本科专业：临床医学、药学、医学检验技术、护理学

通过认证的专业及首次认证时间：（暂无）

医学类一级学科硕士点：（暂无）

医学类一级学科博士点：（暂无）

专业学位类别：（暂无）

直属附属医院：邵阳学院附属医院

注：①邵阳学院的医科相关院系有：临床医学系、护理学系、药学系、医学检验系。

历史沿革：邵阳学院医科始创于 1950 年，前身是 1950 年湖南省立邵阳医院筹办的湖南省卫生技术学校邵阳助产士部和 1951 年邵阳专署公医院开办的湖南省卫生技术学校邵阳医士部。1951 年 8 月，邵阳医士部及助产士部合并，改称为湖南省邵阳卫生技术学校。1986 年 3 月，更名为邵阳市卫生学校。2004 年，学校升格为邵阳医学高等专科学校。2016 年，邵阳医学高等专科学校并入邵阳学院。

近两届国家级教学成果奖获奖项目：（暂无）

网址：http：//www.hnsyu.net

广 东 省

中山大学（医科）^①

成立时间： 1866 年

所在地： 广东省广州市

医学类本科专业： 基础医学、☆临床医学、麻醉学、医学影像学、临床医学（八年）、口腔医学、☆预防医学、药学、☆法医学、医学检验技术、康复治疗学、卫生检验与检疫、☆护理学

通过认证的专业及首次认证时间： 临床医学（2015 年）、口腔医学（2013 年）

医学类一级学科硕士点： 基础医学、临床医学、口腔医学、公共卫生与预防医学、中西医结合、药学、特种医学、护理学

医学类一级学科博士点： 基础医学、临床医学、口腔医学、公共卫生与预防医学、中西医结合、药学、特种医学、护理学

专业学位类别： 临床医学博士/硕士、口腔医学博士/硕士、公共卫生硕士、护理硕士、药学硕士

直属附属医院： ▲中山大学附属第一医院、▲中山大学孙逸仙纪念医院、▲中山大学附属第三医院、▲中山大学中山眼科中心、▲中山大学肿瘤防治中心、▲中山大学附属口腔医院、中山大学附属第五医院、中山大学附属第六医院

历史沿革： 中山大学医科的一个源头是 1866 年成立的博济医学堂，1936 年发展成为岭南大学医学院；另一个源头是 1909 年成立的广东公医学堂，后来发展成广东公医医科大学，又并入国立广东大学，后随大学更名，1931 年称中山大学医学院。1953 年，中山大学医学院、岭南大学医学院合并成立华南医学院；1954 年，始建于 1908 年的广东光华医学院并入；1957 年，更名为中山医学院；1985 年，更名为中山医科大学。2001 年 10 月，中山大学和中山医科大学合并为新中山大学。

近两届国家级教学成果奖获奖项目：

提高医学生临床技能教学质量的研究与实践（2014 年，二等奖）

网址： http://med.sysu.edu.cn

注：①中山大学是"985 工程""211 工程"高校。中山大学的医科相关院系有：中山医学院、公共卫生学院、光华口腔医学院、护理学院、药学院。

广州中医药大学

成立时间：1956 年

所在地：广东省广州市

医学类本科专业：临床医学、☆中医学、☆针灸推拿学、中医学（5+3）、中西医临床医学、药学、药物制剂、☆中药学、中药资源与开发、中药制药、医学检验技术、康复治疗学、☆护理学

通过认证的专业及首次认证时间：中医学（2012 年）

医学类一级学科硕士点：临床医学、中医学、中西医结合、药学、中药学、护理学

医学类一级学科博士点：中医学、中西医结合、中药学

专业学位类别：护理硕士、中药学硕士、中医博士/硕士

直属附属医院：▲广州中医药大学第一附属医院、▲广州中医药大学第二附属医院、广州中医药大学第三附属医院、广州中医药大学附属粤海医院

历史沿革：广州中医药大学原名广州中医学院，是 1956 年成立的。其前身可追溯到 1924 年成立的广东中医药专门学校。1995 年，学校更名为"广州中医药大学"。学校原隶属于卫生部、国家中医药管理局领导，2000 年转为中央和地方共建、以广东省管理为主。

近两届国家级教学成果奖获奖项目：

"非医攻博"高层次复合型中医人才培养模式的创新与实践（2009 年，二等奖）

"重经典、强临床"高素质中医人才培养模式的构建与实践（2014 年，二等奖）

网址：http://www.gzucm.edu.cn

南方医科大学[①]

成立时间：1951 年

所在地：广东省广州市

医学类本科专业：基础医学、☆临床医学、☆医学影像学、临床医学（八年）、口腔医学、☆预防医学、☆中医学、针灸推拿学、中西医临床医学、药学、药物制剂、临床药学、中药学、中药制药、法医学、☆医学检验技术、医学实验技术、医学影像技术、康复治疗学、☆护理学

通过认证的专业及首次认证时间：临床医学（2015 年）、中医学（2011 年）、护理学（2010 年）

医学类一级学科硕士点：基础医学、临床医学、口腔医学、公共卫生与预防

注：①南方医科大学是广东省人民政府、国家卫生计生委和教育部共建的医学院校。

医学、中医学、中西医结合、药学、中药学、特种医学、护理学

医学类一级学科博士点：基础医学、临床医学、公共卫生与预防医学、中西医结合、药学、中药学、特种医学、护理学

专业学位类别：临床医学博士/硕士、口腔医学硕士、公共卫生硕士、护理硕士、药学硕士

直属附属医院：▲南方医科大学第一附属医院（南方医院）、▲南方医科大学珠江医院、南方医科大学第三附属医院、南方医科大学中西医结合医院、南方医科大学第五附属医院、南方医科大学深圳医院

历史沿革：学校前身是东北军区军医学校，1951 年创建于齐齐哈尔市。于1969 年和 1970 年先后迁到湖南省长沙市和广东省广州市。1975 年 7 月，经中央军委批准，学校更名为中国人民解放军第一军医大学。2004 年 8 月，根据国务院、中央军委决定，学校整体移交广东省，更名为南方医科大学。

近两届国家级教学成果奖获奖项目：

"全程渗透，多维互动"医学生创新能力培养体系的系统构建与实践（2009年，二等奖）

多科性医科大学学科建设模式的理论与实践研究（2009 年，二等奖）

医学影像数字仿真教学系统的构建与实践（2009 年，二等奖）

网络题库与考试评价系统的研发与应用（2014 年，二等奖）

建立"互利共享，开放多元"的资源聚集机制，创新医学人才协同培养模式（2014 年，二等奖）

网址：http://www.fimmu.com

暨南大学（医科）①

成立时间：1978 年

所在地：广东省广州市

医学类本科专业：☆临床医学、口腔医学、中医学、针灸推拿学、药学、中药学、护理学

通过认证的专业及首次认证时间：中医学（2009 年）

医学类一级学科硕士点：基础医学、临床医学、口腔医学、公共卫生与预防医学、中医学、中西医结合、药学、中药学、护理学

医学类一级学科博士点：临床医学、中西医结合、中药学

专业学位类别：临床医学博士/硕士、口腔医学硕士、护理硕士、中药学硕

___
注：①暨南大学是"211 工程"高校。暨南大学医学院是国务院侨办、国家卫生计生委和教育部共建的医学院。暨南大学的医科相关院系有：医学院、药学院。

士、中医硕士

直属附属医院：▲暨南大学附属第一医院（广州华侨医院）

历史沿革：1978 年，在"文革"中停办的暨南大学复办，同时创办暨南大学医学院。2001 年，暨南大学成立药学院。

近两届国家级教学成果奖获奖项目：（暂无）

网址：http：//www.jnu.edu.cn

广州医科大学

成立时间：1958 年

所在地：广东省广州市

医学类本科专业：☆临床医学、麻醉学、医学影像学、精神医学、儿科学、口腔医学、预防医学、中西医临床医学、药学、临床药学、☆医学检验技术、康复治疗学、护理学

通过认证的专业及首次认证时间：口腔医学（2015 年）

医学类一级学科硕士点：基础医学、临床医学、公共卫生与预防医学、中西医结合、护理学

医学类一级学科博士点：临床医学

专业学位类别：临床医学硕士、口腔医学硕士、公共卫生硕士、药学硕士

直属附属医院：▲广州医科大学第一附属医院、▲广州医科大学第二附属医院、▲广州医科大学第三附属医院、广州医科大学第四附属医院、广州医科大学第五附属医院、广州医科大学附属口腔医院、广州医科大学附属肿瘤医院

历史沿革：1953 年，广州市第一、二、三、四医士学校合并组建广州医士学校；1958 年，广州医士学校升格为广州医学院。1970 年，广州医学院改建广州医科学校；1972 年，广州医科学校升格（复校）为广州医学院。2005 年，广州护士学校、广州卫生学校并入广州医学院。2013 年，广州医学院更名为广州医科大学。

近两届国家级教学成果奖获奖项目：

创建防治结合型全科医学人才培养模式，推动社区卫生服务可持续发展（2009 年，二等奖）

网址：http：//www.gzhmu.edu.cn

汕头大学医学院

成立时间：1983 年

所在地：广东省汕头市

医学类本科专业：☆临床医学、临床医学（5+3）、口腔医学、护理学

通过认证的专业及首次认证时间：临床医学（2009 年）

医学类一级学科硕士点：基础医学、临床医学

医学类一级学科博士点：临床医学

专业学位类别：临床医学硕士、公共卫生硕士、护理硕士

直属附属医院：▲汕头大学医学院第一附属医院、汕头大学医学院第二附属医院、汕头大学医学院附属肿瘤医院、汕头大学精神卫生中心、汕头大学/香港中文大学联合汕头国际眼科中心

历史沿革：汕头大学医学院的前身可追溯到 1924 年成立的潮州产科传习所。历经汕头市产科学校、汕头市立高级助产职业学校、汕头市立高级助产技术学校、汕头市卫生技术学校、广东省第七卫生学校、汕头卫生学校、汕头医学专科学校等数度更名、重组。1983 年，汕头医学专科学校并入汕头大学，改办为汕头大学医学院。

近两届国家级教学成果奖获奖项目：

病理学 CPC 案例式双语教学改革的探索与实践（2009 年，二等奖）

以系统整合为基础　构建临床医学本科新型课程体系（2009 年，二等奖）

国际化视野下卓越医生培养的综合改革与实践（2014 年，一等奖）

网址：http://www.med.stu.edu.cn

广东医科大学

成立时间：1958 年

所在地：广东省湛江市

医学类本科专业：☆临床医学、麻醉学、☆医学影像学、口腔医学、预防医学、药学、中药学、法医学、☆医学检验技术、康复治疗学、卫生检验与检疫、☆护理学

通过认证的专业及首次认证时间：（暂无）

医学类一级学科硕士点：临床医学

医学类一级学科博士点：临床医学

专业学位类别：临床医学硕士、公共卫生硕士

直属附属医院：▲广东医科大学附属医院

历史沿革：1958 年，中山医学院湛江分院成立。1964 年，改建为湛江医学院。1992 年，更名为广东医学院。2016 年，更名为广东医科大学。

近两届国家级教学成果奖获奖项目：（暂无）

网址：http://www.gdmu.edu.cn

广东药科大学

成立时间： 1958 年

所在地： 广东省广州市

医学类本科专业： 临床医学、☆预防医学、中医学、☆药学、☆药物制剂、临床药学、药事管理、药物分析、药物化学、海洋药学、中药学、中药资源与开发、中药制药、中草药栽培与鉴定、医学检验技术、康复治疗学、卫生检验与检疫、护理学

通过认证的专业及首次认证时间： 临床医学（2014 年）、药学（2014 年）

医学类一级学科硕士点： 基础医学、公共卫生与预防医学、药学、中药学

医学类一级学科博士点： （暂无）

专业学位类别： 公共卫生硕士、护理硕士、药学硕士、中药学硕士

直属附属医院： ▲广东药科大学附属第一医院

历史沿革： 1958 年，广东省卫生干部进修学院成立；1978 年，升格为广东医药学院；1994 年，更名为广东药学院。2016 年，更名为广东药科大学。

近两届国家级教学成果奖获奖项目： （暂无）

网址： http://www.gdpu.edu.cn

深圳大学医学部

成立时间： 2007 年

所在地： 广东省深圳市

医学类本科专业： 临床医学、药学、护理学

通过认证的专业及首次认证时间： （暂无）

医学类一级学科硕士点： 基础医学

医学类一级学科博士点： （暂无）

专业学位类别： 临床医学硕士

直属附属医院： 深圳大学附属医院[①]

历史沿革： 深圳大学成立于 1983 年。深圳大学医学院于 2007 年经深圳市人民政府批准成立，2009 年 9 月首次招收临床医学专业学生。2013 年，深圳大学成立医学部。

近两届国家级教学成果奖获奖项目： （暂无）

网址： http://med.szu.edu.cn

注：①深圳大学附属医院正在建设中，目前深圳大学医学院的主要临床教学基地为深圳市第二人民医院（深圳大学第一附属医院）。

韶关学院医学院

成立时间：2002 年

所在地：广东省韶关市

医学类本科专业：临床医学、医学检验技术、护理学

通过认证的专业及首次认证时间：（暂无）

医学类一级学科硕士点：（暂无）

医学类一级学科博士点：（暂无）

专业学位类别：（暂无）

直属附属医院：韶关学院医学院附属医院

历史沿革：1914 年，英国基督教循道公会创办循理护校。1952 年，循理护校、省第三医士学校、省第六卫生学校合并为"广东省韶关卫生学校"；1995 年，原"韶关市护士学校"合并于韶关卫生学校。2002 年，韶关卫生学校升格为韶关学院医学院，成为具有独立法人资格的韶关学院校外二级学院，同时保留中专部。

近两届国家级教学成果奖获奖项目：（暂无）

网址：http://www.sgumc.com.cn

嘉应学院医学院

成立时间：2003 年

所在地：广东省梅州市

医学类本科专业：临床医学、药学、医学检验技术、护理学

通过认证的专业及首次认证时间：（暂无）

医学类一级学科硕士点：（暂无）

医学类一级学科博士点：（暂无）

专业学位类别：（暂无）

直属附属医院：嘉应学院医学院附属医院

历史沿革：前身为创办于 1951 年的广东省第四医士学校，1993 年更名为广东省梅州市卫生学校。2003 年，并入嘉应学院改建为嘉应学院医学院。

近两届国家级教学成果奖获奖项目：（暂无）

网址：http://www.jyxyyxy.com

广西壮族自治区

广西医科大学

成立时间： 1934 年

所在地： 广西壮族自治区南宁市

医学类本科专业： ☆临床医学、麻醉学、医学影像学、临床医学（5+3）、☆口腔医学、☆预防医学、☆药学、临床药学、中药资源与开发、法医学、医学检验技术、康复治疗学、☆护理学、药学

通过认证的专业及首次认证时间： 临床医学（2011 年）、口腔医学（2015 年）、护理学（2011 年）

医学类一级学科硕士点： 基础医学、临床医学、口腔医学、公共卫生与预防医学、中西医结合、特种医学、护理学、药学

医学类一级学科博士点： 基础医学、临床医学、公共卫生与预防医学

专业学位类别： 临床医学博士/硕士、口腔医学硕士、公共卫生硕士、护理硕士、药学硕士

直属附属医院： ▲广西医科大学第一附属医院、广西医科大学附属肿瘤医院、广西医科大学附属口腔医院

历史沿革： 1934 年，广西省立医学院在南宁市创建。1940 年，学校迁至桂林。1949 年以前，学校在战乱中七次迁徙校址，三次变更校名。1949 年 11 月，更名为广西省医学院。1953 年，改称为广西医学院。1954 年，由桂林迁回南宁市。1996 年 5 月，更名为广西医科大学。

近两届国家级教学成果奖获奖项目：

创建我国本科循证医学教学体系、培养高素质创新人才的探索与实践（2009 年，二等奖）

网址： http://www.gxmu.edu.cn

广西中医药大学

成立时间： 1956 年

所在地： 广西南宁市

医学类本科专业： 临床医学、口腔医学、预防医学、食品卫生与营养学、中医学、针灸推拿学、壮医学、中西医临床医学、药学、药物制剂、临床药学、中药学、中药资源与开发、医学检验技术、医学影像技术、康复治疗学、护理学

通过认证的专业及首次认证时间：中医学（2015 年）

医学类一级学科硕士点：临床医学、中医学、中西医结合、药学、中药学

医学类一级学科博士点：（暂无）

专业学位类别：护理硕士、中药学硕士、中医硕士

直属附属医院：▲广西中医药大学第一附属医院、▲广西中医药大学附属瑞康医院

历史沿革：1934 年，广西省立医药研究所创立。1956 年，改建为广西中医学院。1970 年，南宁医学专科学校并入，组成新的广西中医学院。2012 年，学校更名为广西中医药大学。

近两届国家级教学成果奖获奖项目：（暂无）

网址：http://www.gxtcmu.edu.cn

桂林医学院

成立时间：1935 年

所在地：广西壮族自治区桂林市

医学类本科专业：临床医学、口腔医学、预防医学、食品卫生与营养学、☆药学、药物制剂、临床药学、中药学、医学检验技术、康复治疗学、卫生检验与检疫、护理学

通过认证的专业及首次认证时间：临床医学（2012 年）

医学类一级学科硕士点：基础医学、临床医学

医学类一级学科博士点：（暂无）

专业学位类别：临床医学硕士、药学硕士

直属附属医院：▲桂林医学院附属医院、桂林医学院第二附属医院

历史沿革：1935 年，广西省立桂林高级助产护士学校建立。1958 年，更名为桂林医学专科学校。1987 年，升格更名为桂林医学院。

近两届国家级教学成果奖获奖项目：（暂无）

网址：http://www.glmc.edu.cn

右江民族医学院

成立时间：1958 年

所在地：广西壮族自治区百色市

医学类本科专业：临床医学、医学影像学、口腔医学、预防医学、食品卫生与营养学、药学、中药学、医学检验技术、医学实验技术、康复治疗学、卫生检验与检疫、护理学

通过认证的专业及首次认证时间：临床医学（2015 年）

医学类一级学科硕士点：基础医学、临床医学

医学类一级学科博士点：（暂无）

专业学位类别：临床医学硕士、口腔医学硕士

直属附属医院：▲右江民族医学院附属医院

历史沿革：右江民族医学院前身是创建于 1958 年的广西百色医学专科学校。1978 年，学校更名为右江民族医学院。

近两届国家级教学成果奖获奖项目：（暂无）

网址：http：//www.ymcn.gx.cn

广西科技大学医学院

成立时间：1958 年

所在地：广西壮族自治区柳州市

医学类本科专业：临床医学、药学、医学检验技术、护理学

通过认证的专业及首次认证时间：（暂无）

医学类一级学科硕士点：（暂无）

医学类一级学科博士点：（暂无）

专业学位类别：（暂无）

直属附属医院：广西科技大学第一附属医院、广西科技大学第二附属医院

历史沿革：广西科技大学医学院的前身是创办于 1951 年的广西省第四医士学校。1958 年，改称"柳州医学专科学校"；1962 年，更名为"广西柳州卫生学校"；2003 年，升格为柳州医学高等专科学校。2013 年，与广西工学院合并组建广西科技大学，冠名为广西科技大学医学院。

近两届国家级教学成果奖获奖项目：（暂无）

网址：http：//www.gxut.edu.cn

海 南 省

海南医学院

成立时间：1951 年

所在地：海南省海口市

医学类本科专业：☆临床医学、医学影像学、口腔医学、预防医学、中医学、针灸推拿学、中西医临床医学、☆药学、中药学、医学检验技术、医学影像技术、康复治疗学、护理学

通过认证的专业及首次认证时间：临床医学（2014 年）、药学（2014 年）

医学类一级学科硕士点：基础医学、临床医学、药学

医学类一级学科博士点：（暂无）

专业学位类别：临床医学硕士、公共卫生硕士、护理硕士

直属附属医院：▲海南医学院第一附属医院、▲海南医学院第二附属医院

历史沿革：海南医学院的前身是 1947 年创建的私立海强医事职业学校和 1948 年创建的海南大学医学院。1951 年，两校合并为海南医学专门学校；1952 年，改称海南医学专科学校。1983 年，海南医学专科学校并入海南大学，称为海南大学医学部。1989 年，海南大学医学部从海南大学分出，筹建海南医学院。1993 年 7 月，海南医学院正式成立。

近两届国家级教学成果奖获奖项目：（暂无）

网址：http：//www.hainmc.edu.cn

重 庆 市

重庆医科大学[①]

成立时间：1956 年

所在地：重庆市

医学类本科专业：基础医学、☆临床医学、麻醉学、医学影像学、精神医学、儿科学、临床医学（5+3）、口腔医学、预防医学、食品卫生与营养学、中医学、针灸推拿学、中西医临床医学、☆药学、药物制剂、临床药学、中药学、法医学、☆医学检验技术、医学实验技术、医学影像技术、康复治疗学、口腔医学技术、卫生检验与检疫、☆护理学

通过认证的专业及首次认证时间：临床医学（2012 年）、口腔医学（2013 年）、护理学（2013 年）

医学类一级学科硕士点：基础医学、临床医学、口腔医学、公共卫生与预防医学、中医学、中西医结合、药学、护理学

医学类一级学科博士点：基础医学、临床医学、护理学

专业学位类别：临床医学博士/硕士、口腔医学硕士、公共卫生硕士、护理硕士、药学硕士、中医博士/硕士

直属附属医院：▲重庆医科大学附属第一医院、▲重庆医科大学附属第二医院、▲重庆医科大学附属儿童医院、▲重庆医科大学附属口腔医院、▲重庆医科大学附属永川医院、重庆医科大学附属大学城医院、重庆医科大学附属康复医院、重庆医科大学附属第三医院

历史沿革：1956 年，上海第一医学院分迁到重庆建成重庆医学院。1985 年，更名为重庆医科大学。

近两届国家级教学成果奖获奖项目：

面向社会需求，建立医学检验专业复合型人才培养体系（2009 年，二等奖）

以质量为核心，以能力为本位，创建高职护理"一体四化"人才培养新模式（2009 年，二等奖）

网址：http://www.cqmu.edu.cn

注：①重庆医科大学是重庆市人民政府、国家卫生计生委和教育部共建的医学院校。

第三军医大学

成立时间：1954 年

所在地：重庆市

医学类本科专业：临床医学、野战外科学、医学影像学、临床医学（八年）、医学心理学、高原医学、核医学、医学检验、预防医学、药学、护理学

通过认证的专业及首次认证时间：（暂无）

医学类一级学科硕士点：基础医学、临床医学、口腔医学、公共卫生与预防医学、中西医结合、药学、护理学

医学类一级学科博士点：基础医学、临床医学、公共卫生与预防医学、药学、护理学

专业学位类别：临床医学博士/硕士、口腔医学硕士、公共卫生硕士、护理硕士、药学硕士

直属附属医院：▲第三军医大学西南医院、▲第三军医大学新桥医院、▲第三军医大学大坪医院

历史沿革：学校于 1954 年由原第六、第七军医大学合并而成，（第六军医大学前身系第四野战军医科学校和原国立中正医学院，第七军医大学前身为第二野战军医科大学。）合校后定名为第七军医大学。1969 年，迁往上海；1975 年，迁回重庆，更名为第三军医大学。

近两届国家级教学成果奖获奖项目：

创建现代军事医学学科体系，培养新型军事医学人才的研究与实践（2009年，一等奖）

现代卫勤教育训练模式及其基地建设的研究与实践（2014 年，二等奖）

网址：http://www.tmmu.edu.cn

四 川 省

四川大学华西医学中心①

成立时间：1910 年

所在地：四川省成都市

医学类本科专业：☆基础医学、☆临床医学、临床医学（八年）、☆口腔医学、口腔医学（5+3）、预防医学、食品卫生与营养学、☆药学、临床药学、☆法医学、医学检验技术、医学实验技术、医学影像技术、眼视光学、康复治疗学、口腔医学技术、卫生检验与检疫、☆护理学

通过认证的专业及首次认证时间：（暂无）

医学类一级学科硕士点：基础医学、临床医学、口腔医学、公共卫生与预防医学、中西医结合、药学、特种医学、护理学

医学类一级学科博士点：基础医学、临床医学、口腔医学、公共卫生与预防医学、中西医结合、药学、特种医学、护理学

专业学位类别：临床医学博士/硕士、口腔医学博士/硕士、公共卫生硕士、护理硕士、药学硕士

直属附属医院：▲四川大学华西医院、▲四川大学华西第二医院、▲四川大学华西口腔医院、四川大学华西第四医院

历史沿革：1910 年，美国、英国、加拿大的 5 个教会组织创办私立华西协和大学（简称"华西大学"）。1951 年，更名为"国立人民华西大学"；1953 年，改称"四川医学院"；1985 年，改名为华西医科大学。2000 年，华西医科大学与四川大学合并，成为四川大学华西医学中心。

近两届国家级教学成果奖获奖项目：

法医学全国规划教材建设（教材）（2009 年，二等奖）

培养口腔医学生自主学习和创新能力平台的建设（2009 年，二等奖）

创建我国本科循证医学教学体系、培养高素质创新人才的探索与实践（2009 年，二等奖，第 2 完成单位）

以"胜任力为导向、整合为策略"的医学人才培养战略研究与实践（2014 年，二等奖）

以胜任力为导向，构建口腔医学本科精英人才培养新模式（2014 年，二等奖）

网址：http://wcums.scu.edu.cn

注：①四川大学是"985 工程""211 工程"高校。

成都中医药大学

成立时间：1956 年

所在地：四川省成都市

医学类本科专业：临床医学、预防医学、食品卫生与营养学、☆中医学、☆针灸推拿学、☆藏医学、中医学（5+3）、☆中西医临床医学、药学、药物制剂、☆中药学、中药资源与开发、藏药学、医学检验技术、眼视光学、康复治疗学、卫生检验与检疫、☆护理学

通过认证的专业及首次认证时间：中医学（2012 年）

医学类一级学科硕士点：基础医学、临床医学、中医学、中西医结合、药学、中药学、护理学

医学类一级学科博士点：中医学、中西医结合、中药学

专业学位类别：护理硕士、中药学硕士、中医博士/硕士

直属附属医院：▲成都中医药大学附属医院（四川省中医院）、成都中医药大学第二附属医院、成都中医药大学第三附属医院、成都中医药大学附属眼科医院

历史沿革：1956 年，成都中医学院创建。1995 年，更名为成都中医药大学。

近两届国家级教学成果奖获奖项目：

地方高等中医药院校人才培养目标、模式和方法的研究与实践（2009 年，二等奖）

网址：http://www.cdutcm.edu.cn

西南医科大学

成立时间：1951 年

所在地：四川省泸州市

医学类本科专业：基础医学、☆临床医学、☆麻醉学、医学影像学、口腔医学、预防医学、食品卫生与营养学、中医学、☆中西医临床医学、药学、临床药学、中药学、医学检验技术、医学影像技术、康复治疗学、护理学

通过认证的专业及首次认证时间：（暂无）

医学类一级学科硕士点：基础医学、临床医学、中医学、中西医结合、药学、中药学、护理学

医学类一级学科博士点：（暂无）

专业学位类别：临床医学硕士、口腔医学硕士、公共卫生硕士、护理硕士、中医硕士

直属附属医院：▲西南医科大学附属医院、▲西南医科大学附属中医医院、

西南医科大学附属口腔医院

历史沿革： 学校前身是创建于 1951 年的西南区川南医士学校。1959 年，升格为泸州医学专科学校；1978 年，升格为本科院校并更名为泸州医学院。2015 年 4 月，更名为四川医科大学；2015 年 12 月，更名为西南医科大学。

近两届国家级教学成果奖获奖项目：（暂无）

网址： http：//www.scmu.edu.cn

川北医学院

成立时间： 1951 年

所在地： 四川省南充市

医学类本科专业： 临床医学、麻醉学、☆医学影像学、口腔医学、预防医学、中西医临床医学、药学、法医学、医学检验技术、医学影像技术、眼视光学、护理学

通过认证的专业及首次认证时间：（暂无）

医学类一级学科硕士点： 基础医学、临床医学

医学类一级学科博士点：（暂无）

专业学位类别： 临床医学硕士、护理硕士、中医硕士

直属附属医院： ▲川北医学院附属医院

历史沿革： 前身是创建于 1951 年的西南区川北医士学校。1965 年，升格为南充医学专科学校。1985 年升格为本科，更名为川北医学院。

近两届国家级教学成果奖获奖项目：（暂无）

网址： http：//www.nsmc.edu.cn

成都医学院

成立时间： 1947 年

所在地： 四川省成都市

医学类本科专业： 临床医学、麻醉学、医学影像学、预防医学、药学、药物制剂、医学检验技术、康复治疗学、卫生检验与检疫、护理学

通过认证的专业及首次认证时间： 临床医学（2015 年）

医学类一级学科硕士点：（暂无）[①]

医学类一级学科博士点：（暂无）

专业学位类别： 临床医学硕士、药学硕士

注：①成都医学院有人体解剖与组织胚胎学、病理学与病理生理学 2 个硕士学位授权二级学科。

直属附属医院：▲成都医学院第一附属医院

历史沿革：成都医学院的前身可追溯到 1947 年创建的豫皖苏军区卫生学校，1974 年定址成都市天回镇，命名为成都军区军医学校，1993 年升格为中国人民解放军成都医学高等专科学校；1999 年更名为第三军医大学成都军医学院。2004 年 8 月，学校移交四川省，定名为成都医学院。2011 年，学校成为硕士学位授予单位。

近两届国家级教学成果奖获奖项目：（暂无）

网址：http：//www.cmc.edu.cn

成都体育学院运动医学与健康学院

成立时间：1960 年

所在地：四川省成都市

医学类本科专业：☆中医学、康复治疗学

通过认证的专业及首次认证时间：（暂无）

医学类一级学科硕士点：临床医学、中西医结合

医学类一级学科博士点：（暂无）

专业学位类别：中医硕士

直属附属医院：成都体育学院附属体育医院

历史沿革：成都体育学院的前身系四川省立体育专科学校。1950 年，更名为成都体育专科学校；1956 年，更为现名。1958 年和 1960 年，成都体育学院建立了附属体育医院和运动保健系，伤科名医和武术家郑怀贤任医院院长和系主任。2016 年，成都体育学院成立运动医学与健康学院。

近两届国家级教学成果奖获奖项目：（暂无）

网址：http：//ydyxx.cdsu.edu.cn

成都学院（医科）①

成立时间：2006 年

所在地：四川省成都市

医学类本科专业：临床医学、药学、护理学

通过认证的专业及首次认证时间：（暂无）

医学类一级学科硕士点：药学

医学类一级学科博士点：（暂无）

注：①成都学院的医科相关院系有：医学院、护理学院、药学与生物工程学院。

专业学位类别：（暂无）

直属附属医院：▲成都大学附属医院

历史沿革：学校始建于 1978 年，校名为"成都大学"。1983 年，停办本科，改办专科。2003 年，教育部批准成都大学升格为本科院校，更名为"成都学院"，并保留"成都大学"校名。2006 年，成都教育学院、成都幼儿师范学校、成都卫生学校（创建于 1952 年）并入成都大学。2013 年，中国医药集团总公司属下的四川抗菌素工业研究所整体划转成都大学。

近两届国家级教学成果奖获奖项目：（暂无）

网址：http：//www.cdu.edu.cn

攀枝花学院医学院

成立时间：1998 年

所在地：四川省攀枝花市

医学类本科专业：临床医学、护理学

通过认证的专业及首次认证时间：（暂无）

医学类一级学科硕士点：（暂无）

医学类一级学科博士点：（暂无）

专业学位类别：（暂无）

直属附属医院：攀枝花学院附属医院

历史沿革：攀枝花学院医学院的前身是四川省攀枝花卫生学校，始建于 1972 年，时称"四川省渡口卫生学校"。1998 年，攀枝花卫生学校并入攀枝花大学，成立攀枝花大学医学系。2001 年，攀枝花大学改建为本科院校并更名为"攀枝花学院"。2006 年，攀枝花学院医学院成立。

近两届国家级教学成果奖获奖项目：（暂无）

网址：http：//www.pzhu.cn

贵 州 省

贵州医科大学

成立时间： 1938 年

所在地： 贵州省贵阳市

医学类本科专业： 基础医学、☆临床医学、麻醉学、医学影像学、儿科学、口腔医学、☆预防医学、食品卫生与营养学、☆药学、药物制剂、药事管理、中药学、法医学、☆医学检验技术、医学实验技术、医学影像技术、康复治疗学、卫生检验与检疫、护理学

通过认证的专业及首次认证时间： （暂无）

医学类一级学科硕士点： 基础医学、临床医学、口腔医学、公共卫生与预防医学、药学、护理学

医学类一级学科博士点： 基础医学

专业学位类别： 临床医学硕士、口腔医学硕士、公共卫生硕士

直属附属医院： ▲贵州医科大学附属医院、贵州医科大学第二附属医院、贵州医科大学第三附属医院、贵州医科大学附属肿瘤医院、贵州医科大学附属白云医院、贵州医科大学附属乌当医院、贵州医科大学附属口腔医院

历史沿革： 学校成立于 1938 年，原名"国立贵阳医学院"。1950 年，划归贵州省政府管理，更名为贵阳医学院。2015 年，更名为贵州医科大学。

近两届国家级教学成果奖获奖项目： （暂无）

网址： http://www.gmc.edu.cn

贵阳中医学院

成立时间： 1965 年

所在地： 贵州省贵阳市

医学类本科专业： 中医学、☆针灸推拿学、☆中西医临床医学、药学、☆药物制剂、☆中药学、中药制药、中草药栽培与鉴定、康复治疗学、护理学

通过认证的专业及首次认证时间： （暂无）

医学类一级学科硕士点： 中医学、中西医结合、中药学

医学类一级学科博士点： （暂无）

专业学位类别： 护理硕士、中药学硕士、中医硕士

直属附属医院： ▲贵阳中医学院第一附属医院（贵州省中医院）、▲贵阳中

医学院第二附属医院

历史沿革：贵阳中医学院创建于 1965 年。

近两届国家级教学成果奖获奖项目：（暂无）

网址：http://www.gyctcm.edu.cn

遵义医学院

成立时间：1947 年

所在地：贵州省遵义市

医学类本科专业：☆临床医学、☆麻醉学、医学影像学、☆口腔医学、预防医学、药学、药物制剂、临床药学、法医学、医学检验技术、医学影像技术、康复治疗学、口腔医学技术、☆护理学

通过认证的专业及首次认证时间：口腔医学（2014 年）

医学类一级学科硕士点：基础医学、临床医学、口腔医学、药学、护理学

医学类一级学科博士点：（暂无）

专业学位类别：临床医学硕士、口腔医学硕士、护理硕士

直属附属医院：▲遵义医学院附属医院、遵义医学院附属口腔医院、遵义医学院第五附属医院

历史沿革：前身是创建于 1947 年的关东医学院。1949 年，关东医学院与大连工学院等一起并入新成立的大连大学，成为大连大学医学院。1950 年，独立设置为大连医学院，成为五年制医科高校。1969 年，大连医学院迁至遵义，更名为遵义医学院。

近两届国家级教学成果奖获奖项目：（暂无）

网址：http://www.zmc.edu.cn

云 南 省

昆明医科大学

成立时间：1933 年

所在地：云南省昆明市

医学类本科专业：☆临床医学、麻醉学、医学影像学、☆口腔医学、预防医学、食品卫生与营养学、☆药学、药物制剂、临床药学、☆法医学、医学检验技术、医学实验技术、医学影像技术、眼视光学、康复治疗学、卫生检验与检疫、听力与言语康复学、护理学

通过认证的专业及首次认证时间：口腔医学（2013 年）

医学类一级学科硕士点：基础医学、临床医学、口腔医学、公共卫生与预防医学、药学、护理学

医学类一级学科博士点：临床医学

专业学位类别：临床医学硕士、口腔医学硕士、公共卫生硕士、护理硕士、药学硕士

直属附属医院：▲昆明医科大学第一附属医院、▲昆明医科大学第二附属医院、昆明医科大学第三附属医院、昆明医科大学附属口腔医院

历史沿革：昆明医科大学的前身是 1933 年成立的云南省立东陆大学医学专修科。1937 年，改称云南大学医学院；1956 年，独立建院并更名为昆明医学院。2012年，更名为昆明医科大学。

近两届国家级教学成果奖获奖项目：（暂无）

网址：http://www.kmmc.cn

云南中医学院

成立时间：1960 年

所在地：云南省昆明市

医学类本科专业：☆中医学、针灸推拿学、傣医学、中西医临床医学、药学、药物制剂、☆中药学、中药资源与开发、中草药栽培与鉴定、医学实验技术、康复治疗学、护理学

通过认证的专业及首次认证时间：中医学（2013 年）

医学类一级学科硕士点：中医学、中西医结合、药学、中药学

医学类一级学科博士点：（暂无）

专业学位类别：护理硕士、药学硕士、中药学硕士、中医硕士

直属附属医院：▲云南中医学院第一附属医院（云南省中医医院）

历史沿革：1953 年，昆明中医进修学校成立。1958 年，改为云南省中医学校。1960 年，在中医学校基础上成立云南中医学院。

近两届国家级教学成果奖获奖项目：（暂无）

网址：http://www.ynutcm.edu.cn

大理大学（医科）①

成立时间：1982 年

所在地：云南省大理市

医学类本科专业：临床医学、医学影像学、预防医学、☆药学、药物制剂、临床药学、医学检验技术、医学影像技术、康复治疗学、卫生检验与检疫、☆护理学

通过认证的专业及首次认证时间：（暂无）

医学类一级学科硕士点：基础医学、临床医学、药学

医学类一级学科博士点：（暂无）

专业学位类别：临床医学硕士、药学硕士

直属附属医院：云南省第三人民医院、云南省第四人民医院

历史沿革：1982 年，大理医学院成立。2001 年，大理医学院、大理师范高等专科学校合并组建大理学院。2015 年，大理学院更名为大理大学。

近两届国家级教学成果奖获奖项目：（暂无）

网址：http://www.dali.edu.cn

昆明理工大学医学院

成立时间：2011 年

所在地：云南省昆明市

医学类本科专业：临床医学

通过认证的专业及首次认证时间：（暂无）

医学类一级学科硕士点：（暂无）

医学类一级学科博士点：（暂无）

专业学位类别：（暂无）

直属附属医院：▲昆明理工大学附属医院（云南省第一人民医院）

历史沿革：2011 年成立，2012 年开始招收临床医学专业本科生。

近两届国家级教学成果奖获奖项目：（暂无）

网址：http://www.kmust.edu.cn

注：①大理大学的医科相关院系有：基础医学院、临床医学院、公共卫生学院、护理学院、药学与化学学院。

西藏自治区

西藏大学医学院[①]

成立时间： 2001 年

所在地： 西藏自治区拉萨市

医学类本科专业： ☆临床医学、预防医学、药学、护理学

通过认证的专业及首次认证时间：（暂无）

医学类一级学科硕士点：（暂无）

医学类一级学科博士点：（暂无）

专业学位类别：（暂无）

直属附属医院： 西藏大学附属医院（筹）[②]

历史沿革： 西藏大学医学院前身为西藏自治区卫生学校，创建于 1972 年 9 月，后历经西藏医学院（1978 年）、西藏自治区综合卫生学校（1982 年）和西藏大学医学专科学校（1995 年）几个发展阶段。2001 年，经西藏自治区人民政府批准，原西藏大学医学专科学校与西藏民族学院原医学系合并成立西藏大学医学院。

近两届国家级教学成果奖获奖项目：（暂无）

网址： http://www.utibet.edu.cn

西藏藏医学院

成立时间： 1989 年

所在地： 西藏自治区拉萨市

医学类本科专业： ☆藏医学、☆藏药学

通过认证的专业及首次认证时间：（暂无）

医学类一级学科硕士点：（暂无）

医学类一级学科博士点：（暂无）

专业学位类别： 中医硕士

直属附属医院： 西藏藏医学院附属医院

历史沿革： 学校前身是 1989 年 9 月成立的西藏大学藏医学院。1993 年 2

注：①西藏大学是"211 工程"高校。

②西藏大学目前主要临床实践教学基地是西藏自治区人民医院。

月，在西藏大学藏医学院基础上成立药王山藏医学院；2001 年，更名为西藏藏医学院。

近两届国家级教学成果奖获奖项目：

21 世纪藏药本科教育规划教材（教材）（2009 年，二等奖）

网址：http：//www.ttmc.edu.cn

西藏民族大学医学部

成立时间：1963 年

所在地：陕西省咸阳市

医学类本科专业：临床医学、护理学

通过认证的专业及首次认证时间：（暂无）

医学类一级学科硕士点：基础医学

医学类一级学科博士点：（暂无）

专业学位类别：（暂无）

直属附属医院：西藏民族大学附属医院

历史沿革：前身为西藏民族学院医学系，始建于 20 世纪 60 年代初期，开创了西藏和平解放后现代医学高等教育的先河。于 20 世纪 70 年代末开始培养临床医学专业本科人才。2001 年，因西藏自治区医学高等教育布局调整，医学系被撤销，曾一度中断招生；从 2004 年起恢复招生和建设。2015 年，西藏民族学院更名西藏民族大学。同年，学校组建医学部。

近两届国家级教学成果奖获奖项目：（暂无）

网址：http：//www.xzmu.edu.cn

陕 西 省

西安交通大学医学部[①]

成立时间： 1937 年

所在地： 陕西省西安市

医学类本科专业： 基础医学、临床医学、医学影像学、临床医学（5+3）、口腔医学、预防医学、药学、法医学、护理学

通过认证的专业及首次认证时间： 口腔医学（2011 年）、护理学（2012 年）

医学类一级学科硕士点： 基础医学、临床医学、口腔医学、公共卫生与预防医学、中西医结合、药学、护理学

医学类一级学科博士点： 基础医学、临床医学

专业学位类别： 临床医学博士/硕士、口腔医学硕士、公共卫生硕士、护理硕士、药学硕士

直属附属医院： ▲西安交通大学医学院第一附属医院、▲西安交通大学医学院第二附属医院、西安交通大学医学院附属口腔医院

历史沿革： 西安交通大学医学部的前身是成立于 1928 年的国立北平大学医学院。1937 年，北平大学医学院部分师生内迁西安，成立西安临时大学医学院。1946 年，更名为国立西北大学医学院；1950 年，改称为西北医学院；1956 年，改称西安医学院；1985 年，更名为西安医科大学。2000 年 4 月，西安医科大学与西安交通大学、陕西财经学院合并后，更名为西安交通大学医学院。2012 年，西安交通大学组建医学部。

近两届国家级教学成果奖获奖项目：

法医学全国规划教材建设（教材）（2009 年，二等奖，第 5 完成单位）

创建中国特色法医学教学新体系，培养国家亟须法医专门人才(2014 年，二等奖)

网址： http://www.med.xjtu.edu.cn

注：①西安交通大学是"985 工程""211 工程"高校。

第四军医大学①

成立时间： 1954 年

所在地： 陕西省西安市

医学类本科专业： 临床医学、临床医学（八年）、医学心理学、口腔医学、口腔医学（八年）、航空航天医学、预防医学、药学、护理学

　　通过认证的专业及首次认证时间：（暂无）

　　医学类一级学科硕士点： 基础医学、临床医学、口腔医学、公共卫生与预防医学、药学、中药学、特种医学

　　医学类一级学科博士点： 基础医学、临床医学、口腔医学、公共卫生与预防医学、药学、中药学、特种医学

　　专业学位类别： 临床医学博士/硕士、口腔医学博士/硕士、公共卫生硕士、护理硕士、药学硕士、中药学硕士、中医硕士

　　直属附属医院： ▲第四军医大学第一附属医院（西京医院）、▲第四军医大学第二附属医院（唐都医院）、第四军医大学第三附属医院（口腔医院）

　　历史沿革： 学校由原第四军医大学和原第五军医大学于 1954 年合并而成。原第四军医大学的前身是创建于 1941 年的八路军晋西北军区卫生学校；原第五军医大学的前身是创建于 1935 年的南京国立中央大学医学院。

　　近两届国家级教学成果奖获奖项目：

医学课程信息化教学新模式的构建与应用（2009 年，一等奖）

现代教育技术学科发展研究与教学实践（2009 年，二等奖，第 2 完成单位）

临床医学专业军医本科培养新体系的构建与实践（2014 年，二等奖）

　　网址： http://www.fmmu.edu.cn

陕西中医药大学

成立时间： 1952 年

所在地： 陕西省咸阳市

医学类本科专业： 临床医学、医学影像学、预防医学、食品卫生与营养学、☆中医学、针灸推拿学、中西医临床医学、药学、药物制剂、☆中药学、中药资源与开发、中药制药、医学检验技术、康复治疗学、护理学

　　通过认证的专业及首次认证时间： 中医学（2014 年）

　　医学类一级学科硕士点： 临床医学、中医学、中西医结合、中药学

　　医学类一级学科博士点：（暂无）

注：①第四军医大学是"211 工程"高校。

专业学位类别：公共卫生硕士、护理硕士、中药学硕士、中医硕士

直属附属医院：▲陕西中医药大学附属医院、陕西中医药大学第二附属医院

历史沿革：学校前身是 1952 年在西安成立的西北中医进修学校。1953 年，改名为陕西省中医进修学校；1959 年，升格为陕西中医学院。1961 年，迁至咸阳。2015 年，更名为陕西中医药大学。

近两届国家级教学成果奖获奖项目：（暂无）

网址：http://www.sntcm.edu.cn

延安大学医学院

成立时间：1978 年

所在地：陕西省延安市

医学类本科专业：临床医学、麻醉学、医学影像学、医学检验技术、护理学

通过认证的专业及首次认证时间：（暂无）

医学类一级学科硕士点：基础医学、临床医学

医学类一级学科博士点：（暂无）

专业学位类别：临床医学硕士、护理硕士

直属附属医院：▲延安大学附属医院

历史沿革：1978 年，在原延安大学医疗系基础上，另迁新址扩建成立延安医学院。1985 年，正式招生。1998 年 8 月，延安医学院与延安大学合并组成新延安大学，更名为延安大学医学院。

近两届国家级教学成果奖获奖项目：（暂无）

网址：http://yxy.yau.edu.cn

西安医学院

成立时间：1951 年

所在地：陕西省西安市

医学类本科专业：临床医学、口腔医学、预防医学、药学、中药学、医学检验技术、医学影像技术、眼视光学、护理学

通过认证的专业及首次认证时间：（暂无）

医学类一级学科硕士点：（暂无）

医学类一级学科博士点：（暂无）

专业学位类别：临床医学硕士

直属附属医院：▲西安医学院第一附属医院、西安医学院第二附属医院、西安医学院附属宝鸡医院、西安医学院附属汉江医院

历史沿革：前身是创建于 1951 年的陕西省卫生学校。1959 年，改名为陕西省西安市卫生学校，同时增加陕西省卫生干部进修学院建制。1994 年，改建为陕西医学高等专科学校。2006 年 2 月，经教育部批准，升格为本科院校，更名为西安医学院。

近两届国家级教学成果奖获奖项目：（暂无）

网址：http://www.xiyi.edu.cn

甘　肃　省

兰州大学医学院①

成立时间： 1932 年

所在地： 甘肃省兰州市

医学类本科专业： 临床医学、麻醉学、医学影像学、口腔医学、预防医学、药学、药物制剂、中药学、医学检验技术、护理学

通过认证的专业及首次认证时间：（暂无）

医学类一级学科硕士点： 基础医学、临床医学、口腔医学、公共卫生与预防医学、中西医结合、药学

医学类一级学科博士点： 临床医学

专业学位类别： 临床医学博士/硕士、口腔医学硕士、公共卫生硕士、护理硕士、药学硕士

直属附属医院： ▲兰州大学第一医院、▲兰州大学第二医院、兰州大学口腔医院

历史沿革： 兰州大学医学教育始于 1932 年成立的甘肃学院（兰州大学前身）医学专修科。1942 年，改为"国立西北医学专科学校"；1945 年，更名为"国立西北医学院兰州分院"；1946 年，并入兰州大学；1954 年，再次独立建院，定名为兰州医学院。2004 年，又并入兰州大学。2014 年，学校重组了兰州大学医学院。

近两届国家级教学成果奖获奖项目：

探索"循证医学"教学模式，培养拔尖创新人才(2014 年，二等奖)

网址：http://ldyxy.lzu.edu.cn

甘肃中医药大学

成立时间： 1978 年

所在地： 甘肃省兰州市

医学类本科专业： 临床医学、医学影像学、预防医学、中医学、☆针灸推拿学、藏医学、☆中西医临床医学、药学、药物制剂、中药学、中药资源与开发、藏药学、☆中草药栽培与鉴定、医学检验技术、康复治疗学、护理学

通过认证的专业及首次认证时间： 中医学（2013 年）

医学类一级学科硕士点： 临床医学、中医学、中西医结合、中药学

注：①兰州大学是"985 工程""211 工程"高校。

医学类一级学科博士点： 中医学、中西医结合、中药学

专业学位类别： 临床医学硕士、公共卫生硕士、护理硕士、中药学硕士、中医硕士

直属附属医院： ▲甘肃中医药大学第一附属医院（甘肃省中医院）、▲甘肃中医药大学附属医院

历史沿革： 1978 年，甘肃中医学院成立。2015 年，更名为甘肃中医药大学。

近两届国家级教学成果奖获奖项目：（暂无）

网址：http：//www.gszy.edu.cn

西北民族大学（医科）[1]

成立时间： 1956 年

所在地： 甘肃省兰州市

医学类本科专业： 临床医学、口腔医学、医学检验技术、护理学

通过认证的专业及首次认证时间： 临床医学（2015 年）、口腔医学（2013 年）

医学类一级学科硕士点：（暂无）

医学类一级学科博士点：（暂无）

专业学位类别： 临床医学硕士

直属附属医院： 西北民族大学口腔医院[2]

历史沿革： 西北民族大学的前身是创建于 1950 年的西北民族学院。该校医科的前身是 1956 年成立的西北民族学院医务班。1979 年，开始招收医学本科生。2000 年，成立医学院。2003 年，西北民族学院更名为西北民族大学。2012 年，成立西北民族大学口腔医学院。

近两届国家级教学成果奖获奖项目：（暂无）

网址：http：//www.xbmu.edu.cn

河西学院医学院

成立时间： 2003 年

所在地： 甘肃省张掖市

医学类本科专业： 临床医学、药学、医学影像技术、护理学

通过认证的专业及首次认证时间：（暂无）

医学类一级学科硕士点：（暂无）

医学类一级学科博士点：（暂无）

注：①西北民族大学的医科相关院系有：医学院、口腔医学院以及各临床医学院。
②西北民族大学目前主要临床实践教学基地是宁夏回族自治区人民医院和甘肃省第二人民医院。

专业学位类别：（暂无）

直属附属医院：河西学院附属张掖人民医院

历史沿革：2001 年 5 月，经教育部批准，在原张掖师范高等专科学校基础上成立河西学院。2003 年 4 月，张掖地区卫生学校升格为张掖医学高等专科学校。2014 年 3 月，经教育部批准，张掖医学高等专科学校并入河西学院。

近两届国家级教学成果奖获奖项目：（暂无）

网址：http：//www.hxu.edu.cn

甘肃医学院

成立时间：1958 年

所在地：甘肃省平凉市

医学类本科专业：临床医学、药学、医学检验技术、护理学

通过认证的专业及首次认证时间：（暂无）

医学类一级学科硕士点：（暂无）

医学类一级学科博士点：（暂无）

专业学位类别：（暂无）

直属附属医院：甘肃医学院第一附属医院、甘肃医学院第二附属医院

历史沿革：甘肃医学院前身是始建于 1958 年的甘肃省平凉地区卫生学校。2003 年，升格为平凉医学高等专科学校；2015 年，升格为医学本科院校，更名为甘肃医学院。

近两届国家级教学成果奖获奖项目：（暂无）

网址：http：//www.plmc.edu.cn

青 海 省

青海大学医学院^①

成立时间：1958 年

所在地：青海省西宁市

医学类本科专业：临床医学、麻醉学、医学影像学、口腔医学、☆预防医学、中医学、针灸推拿学、☆藏医学、药学、药物制剂、中药学、医学检验技术、康复治疗学、护理学

通过认证的专业及首次认证时间：（暂无）

医学类一级学科硕士点：基础医学

医学类一级学科博士点：（暂无）^②

专业学位类别：临床医学硕士、中医硕士

直属附属医院：▲青海大学附属医院

历史沿革：青海大学医学院的前身是 1958 年 9 月成立的青海医学院。1995 年，青海藏医学院并入青海医学院。2004 年 11 月，青海医学院与青海大学整合组建为新的青海大学。

近两届国家级教学成果奖获奖项目：

藏医药学本科教育规划系列教材（37 种）（2009 年，二等奖）

网址：http://www.qhmc.edu.cn

注：①青海大学是"211 工程"高校。

②青海大学有民族医学（藏医、藏药方向）博士学位点授权点。

宁夏回族自治区

宁夏医科大学

成立时间：1958 年

所在地：宁夏回族自治区银川市

医学类本科专业：基础医学、☆临床医学、麻醉学、医学影像学、口腔医学、☆预防医学、☆中医学、针灸推拿学、回医学、中西医临床医学、☆药学、临床药学、中药学、医学检验技术、康复治疗学、☆护理学

通过认证的专业及首次认证时间：中医学（2010 年）

医学类一级学科硕士点：基础医学、临床医学、公共卫生与预防医学、中医学、药学、护理学

医学类一级学科博士点：基础医学、临床医学、公共卫生与预防医学

专业学位类别：临床医学硕士、口腔医学硕士、公共卫生硕士、药学硕士、中医硕士

直属附属医院：▲宁夏医科大学总医院、宁夏医科大学附属回医中医医院

历史沿革：宁夏医科大学的前身是 1958 年建立的宁夏医学院。1962 年，学校与宁夏师范学院、宁夏农学院合并成立宁夏大学，改称宁夏大学医学系。1972 年，上海铁道医学院搬迁至银川，与宁夏大学医学系合并，重建宁夏医学院。2002 年，宁夏卫生学校、宁夏护士学校并入宁夏医学院。2008 年 8 月，学校更名为宁夏医科大学。

近两届国家级教学成果奖获奖项目：

宁夏回族地区"重人文、强实践"医学人才培养模式的构建、实施与效果（2009 年，二等奖）

以岗位胜任力为导向，地方院校五年制临床医学专业综合改革探索与实践(2014 年，二等奖)

网址：http://www.nxmu.edu.cn

新疆维吾尔自治区

新疆医科大学

成立时间: 1956 年

所在地: 新疆维吾尔自治区乌鲁木齐市

医学类本科专业: ☆临床医学、麻醉学、医学影像学、临床医学（5+3）、口腔医学、☆预防医学、☆中医学、☆针灸推拿学、☆维医学、哈医学、中西医临床医学、☆药学、中药学、法医学、医学检验技术、医学影像技术、康复治疗学、护理学

通过认证的专业及首次认证时间: 中医学（2015 年）、口腔医学（2011 年）

医学类一级学科硕士点: 基础医学、临床医学、口腔医学、公共卫生与预防医学、中医学、中西医结合、药学、中药学、护理学

医学类一级学科博士点: 临床医学、药学

专业学位类别: 临床医学博士/硕士、口腔医学硕士、公共卫生硕士、护理硕士、药学硕士、中药学硕士、中医博士/硕士

直属附属医院: ▲新疆医科大学第一附属医院、▲新疆医科大学第二附属医院、▲新疆医科大学第三附属医院、▲新疆医科大学第四附属医院、▲新疆医科大学第五附属医院、新疆医科大学第六附属医院

历史沿革: 前身是始建于 1954 年的新疆医学院，1956 年建成招生。1998 年，新疆医学院与原新疆中医学院合并成立新疆医科大学。2011 年，成为国家卫生部与自治区共建高校。

近两届国家级教学成果奖获奖项目:（暂无）

网址: http://www.xjmu.org

石河子大学医学院①

成立时间: 1966 年

所在地: 新疆维吾尔自治区石河子市

医学类本科专业: ☆临床医学、医学影像学、口腔医学、预防医学、药学、中药学、医学检验技术、护理学

通过认证的专业及首次认证时间:（暂无）

医学类一级学科硕士点: 基础医学、临床医学、药学、护理学

医学类一级学科博士点:（暂无）

专业学位类别: 临床医学硕士、口腔医学硕士、护理硕士、药学硕士

注：①石河子大学是"211 工程"高校。

直属附属医院： ▲石河子大学医学院第一附属医院

历史沿革： 1949 年，中国人民解放军第一兵团卫生学校成立；1954 年 10 月，改名为生产建设兵团卫生学校；1959 年 12 月，又更名为兵团医学专科学校。1966 年 2 月，更名为兵团医学院；1978 年 10 月，更名为石河子医学院。1996 年，原石河子医学院、农学院、兵团高等经济专科学校、兵团高等师范专科学校合并组建了石河子大学，学院更名为石河子大学医学院。

近两届国家级教学成果奖获奖项目：（暂无）

网址：http://yxy.shzu.edu.cn

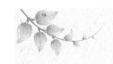

港澳台地区医学院校

概　述

　　台湾地区共有医学院校 12 所[①]，其中公立 4 所，私立 8 所。医学系为 7 年制（2013 年 9 月后入学者改为 6 年制），最后一年为临床实习，毕业后授予医学士学位；牙医学系、药学系为 6 年制，毕业后授予牙医学士、药学士学位。护理学系、医学检验暨生物技术学系、物理治疗学系及职能治疗学系的修业年限为 4 年，毕业后分别授予理学士之学位。台湾地区研究生教育主要在高校的各专业研究所实施，故当地称"研究所教育"。研究所和学系一样是高校的教学单位，举办硕士、博士研究生教育。硕士班为 1～4 年，博士班为 2～7 年。对于授予学位的跨系、所、院专业领域的课程设计及组合，称"学位学程"。其入学资格、修业年限及学位授予均与一般学士班、硕士班及博士班的规定一致。

　　香港现有 3 所高校培养临床医师。香港高等医学教育在课程设置上分本科生课程、研究院研究式课程（Research Postgraduate Programme）与研究院修课式课程（Taught Postgraduate Programme）。本科教育学制 4～6 年，授予学士学位。医学研究人才通过研究式课程教育来培养，让学生在教授的指引下自行开展基础及临床医学研究。大多数学生把哲学硕士学位作为攻读哲学博士的过渡，完成哲学博士学位有困难者才以硕士学位毕业，也只有少数学校的个别学科把哲学硕士学位作为最后目标。研究院修课式课程旨在发展特定领域的专业知识，学制短、实用性强，主要面向在职人员。

　　澳门目前没有实施西医临床医学教育的医学院校，只有澳门科技大学开展中医药高等教育。

　　注：①2014 年，义守大学成立医学院，不过尚未有医学系，因此不在这 12 所之列。

香港特别行政区

香港大学（医科）

香港大学目前实施医学教育的学院有李嘉诚医学院、牙医学院、教育学院。

香港大学医学院的前身是创立于 1887 年的香港华人西医书院，1907 年更名为香港西医书院。1911 年香港大学成立，香港西医书院并入香港大学，成为大学的首个学院。2005 年，更名为香港大学李嘉诚医学院。

目前，医学院是香港大学中规模最大的院系，至今培养了 9000 多名本科生。学院辖 18 个教学单位：麻醉学系、生物医学学院、中医药学院、临床肿瘤学系、放射诊断学系、眼科学系、家庭医学及基层医疗学系、内科学系、微生物学系、护理学院、妇产科学系、矫形及创伤外科学系、儿童及青少年科学系、病理学系、药理及药剂学系、精神医学系、公共卫生学院、外科学系。

香港大学开设的医学类本科课程有：内外全科医学学士课程、护理学学士课程、中医全科学士课程、药剂学学士课程、生物医学学士课程、牙医学士课程、语言及听觉科学学士课程。

香港大学开设的医学类研究式课程有：哲学硕士、哲学博士、医学博士、外科硕士。

香港大学开设的医学类修课课程有：护理学博士、医疗科学硕士、护理学硕士、公共卫生硕士、精神医学硕士、中医学硕士、临床药学硕士、理科硕士（中药学）、听力学硕士、牙医硕士。

玛丽医院是香港大学的主要教学医院。

香港大学网址：http://www.hku.hk

香港中文大学医学院

香港中文大学医学院成立于 1977 年，1981 年开始招生。

院系设置如下：生物医学学院、中医学院、药剂学院、赛马会公共卫生及基层医疗学院、那打素护理学院、麻醉及深切治疗学系、病理解剖及细胞学系、化学病理学系、肿瘤学系、影像及介入放射学系、内科及药物治疗学系、微生物学系、妇产科学系、眼科及视觉科学学系、矫形外科及创伤学系、耳鼻咽喉—头颈外科学系、儿科学系、精神科学系、外科学系

学士（本科）课程有：内外全科医学士、中医学、护理学、药剂学、公共卫生、生物医学、社区健康、老年学。

研究院研究式课程有：哲学硕士、哲学博士

研究院修课式课程有：医务化验科学理学硕士、中医学硕士、针灸理学硕士、中医学理学硕士、诊断超声波理学硕士、心脏科理学硕士、临床老人学理学硕士、内分泌及糖尿治理理学硕士、消化疾病理学硕士、精神健康理学硕士、中风及临床神经科学理学硕士、护理博士、护理硕士、护理学科硕士、骨关节医学、康复及老年骨科理学硕士、运动医学及健康科学理学硕士、临床药剂学硕士、流行病学与生物统计学理学硕士、医疗管理学理学硕士、公共卫生硕士、神经科学理学硕士、院前及急救护理理学硕士、微创手术临床护理理学硕士

威尔斯亲王医院是香港中文大学医学院的教学医院。

香港中文大学医学院网址：http：//www.med.cuhk.edu.hk

香港浸会大学中医药学院

香港浸会大学是香港第一所由大学教育资助委员会资助开办中医药本科课程的高等院校，于 1999 年建立中医药学院。本科课程有：中医学学士及生物医学理学士（荣誉）学位课程、中药学学士（荣誉）学位课程

研究式研究生课程有：哲学博士学位课程、哲学硕士学位课程

修课式研究生课程有：中医学硕士学位课程、中药学硕士学位课程、针灸学硕士学位课程、中医健康管理理学硕士课程

香港浸会大学中医药学院目前有 8 所直属的中医药诊所，学院正在积极筹建中医教学医院。

香港浸会大学中医药学院网址：http：//scm.hkbu.edu.hk

澳门特别行政区

澳门科技大学（医科）

澳门科技大学建校于 2000 年，同年设立中医药学院。实施医学教育的学院有中医药学院、健康科学学院、药学院。

学士学位课程有：生物医学学士、中医学学士、中药学学士、药学学士、护理学学士

硕士学位课程有：中医学硕士、中药学硕士、中西医结合临床医学硕士、护理学硕士、公共卫生学硕士

博士学位课程有：中医学博士、中药学博士、中西医结合博士、公共卫生学博士

科大医院是澳门科技大学的教学医院。

网址：http://www.must.edu.mo

台 湾 省

台湾大学（医科）[①]

成立时间： 1945 年

所在地： 台湾台北市

历史沿革： 前身是 1897 年成立的医学讲习所，1927 年更名为台北医学专门学校，1936 年并入台北帝国大学。1945 年台湾光复，政府接收台北帝国大学并更名为"国立"台湾大学，原台北帝国大学医学部改称台湾大学医学院。

网址： http://www.mc.ntu.edu.tw

医学相关系所名称	人才培养层次
医学系	学士班
临床医学研究所	硕士在职专班、博士班
分子医学研究所	硕士班、硕士在职专班、博士班
免疫学研究所	硕士班、博士班
生理学研究所	硕士班、博士班
病理学研究所	硕士班、博士班
解剖学暨细胞生物学研究所	硕士班、博士班
肿瘤医学研究所	博士班
转译医学博士学位学程	博士班
基因体暨蛋白体医学研究所	硕士班、博士班
医学教育暨生医伦理研究所	硕士班
药理学研究所	硕士班、博士班
物理治疗学系	学士班、硕士班、博士班
职能治疗学系	学士班、硕士班、博士班
护理学系	学士班、硕士班、博士班
医学检验暨生物技术学系	学士班、硕士班、博士班
法医学研究所	硕士班
毒理学研究所	硕士班、博士班
脑与心智科学研究所	硕士班
医疗器材与医学影像研究所	硕士班

注：①台湾大学的医科相关学院有：医学院、公共卫生学院、牙医专业学院、药学专业学院。

公共卫生学系	学士班
公共卫生硕士学位学程	硕士班
职业医学与工业卫生研究所	硕士班、博士班
环境卫生研究所	硕士班、博士班
流行病学与预防医学研究所	硕士班、硕士在职专班、博士班
健康政策与管理研究所	硕士班、硕士在职专班、博士班
健康行为与社区科学研究所	硕士班
牙医学系	学士班
临床牙医学研究所	硕士班、硕士在职专班、博士班
口腔生物科学研究所	硕士班、博士班
药学系	学士班、硕士班、博士班
临床药学研究所	硕士班

"国防"医学院

成立时间： 1949 年

所在地： 台湾台北市

历史沿革： 前身是 1902 年创办于天津的北洋军医学堂，1911 年更名为陆军军医学校，1918 年由天津迁入北京，1933 年再迁南京，1936 年更名为中央军医学校。1947 年与战时卫生人员训练所及其分校、分所等 13 个单位，合并组建国民政府军队的军医教育中心——"国防"医学院，校址在上海江湾。1949 年迁至台北。

网址： http：//www.ndmctsgh.edu.tw

医学相关系所名称	人才培养层次
医学系	学士班
牙医学系暨牙医科学研究所	学士班、硕士班
药学系暨药学研究所	学士班、硕士班
护理学系暨护理学研究所	学士班、硕士班
公共卫生学系暨研究所	学士班、硕士班
航天及海底医学研究所	硕士班
医学科学研究所	博士班
病理学科暨病理及寄生虫学研究所	硕士班
药理学科暨药理学研究所	硕士班
生理及生物物理学科暨研究所	硕士班

高雄医学大学

成立时间： 1954 年

所在地： 台湾高雄市

历史沿革： 前身是 1954 年创办的高雄医学院，是台湾第一所私立医学院。1999 年，改名为高雄医学大学。

网址： http://www.kmu.edu.tw

医学相关系所名称	人才培养层次
医学研究所	硕士班、博士班
医学系（含学士后医学系）	学士班
临床医学研究所	硕士班、博士班
转译医学博士学位学程	博士班
环境职业医学博士学位学程	博士班
运动医学系	学士班、硕士班、硕士在职专班
呼吸治疗学系	学士班
肾脏照护学系	二年制在职专班
牙医学系	学士班、硕士班、硕士在职专班、博士班
口腔卫生学系	学士班、硕士班、硕士在职专班
药学系	学士班、硕士班、硕士在职专班、博士班
天然药物研究所	硕士班、博士班
香妆品学系	学士班、硕士班
毒理学博士学位学程	博士班
护理学系	学士班、硕士班、博士班
高龄长期照护硕士学位学程	硕士班
公共卫生学系	学士班、硕士班、博士班
物理治疗学系	学士班、硕士班
职能治疗学系	学士班、硕士班、硕士在职专班
医学检验生物技术学系	学士班、硕士班、博士班
医学影像暨放射科学系	学士班、硕士班、硕士在职专班
医药暨应用化学系	学士班、硕士班、博士班
热带医学硕士学位学程	硕士班

"中国医药大学"

成立时间: 1958 年

所在地: 台湾台中市

历史沿革: 前身是 1958 年 6 月成立"中国医药学院",由覃勤、陈固与陈
恭炎 3 位中医师创办,是台湾医学院校中最早设有中医学系者;
2003 年 8 月更名为"中国医药大学"。

网址: http://www.cmu.edu.tw

医学相关系所名称	人才培养层次
医学系	学士班
临床医学研究所	硕士班、博士班
免疫学研究所	硕士班
基础医学研究所	硕士班、博士班
转译医学博士学位学程	博士班
老化医学博士学位学程	博士班
国际生物医学硕士学位学程	硕士班
癌症生物与药物研发博士学位学程	博士班
牙医学系	学士班、硕士班
中医学系	学士班、硕士班、博士班
针灸研究所	硕士班、博士班
国际针灸硕士学位学程	硕士班
中西医结合研究所	硕士班、博士班
学士后中医学系	学士班
公共卫生学系	学士班、硕士班、博士班
公共卫生国际硕士学位学程	硕士班
职业安全与卫生学系	学士班、硕士班、硕士在职专班
人畜共通传染病硕士学位学程	硕士班
生物统计研究所	硕士班
药学系	学士班、硕士班、博士班
物理治疗学系	学士班、硕士班
运动医学系	学士班
护理学系	学士班、硕士班、二年制在职专班
呼吸治疗学系	二年制在职专班
医学检验生物技术学系	学士班、硕士班
生物医学影像暨放射科学学系	学士班、硕士班

口腔卫生学系	学士班
制药硕士学位学程	硕士班
药用化妆品学系	学士班、硕士班
中国药学暨中药资源学系	学士班、硕士班、博士班
生技制药产业博士学位学程	博士班
新药开发研究所	博士班
营养学系	学士班、硕士班、博士班

台北医学大学

成立时间： 1960 年
所在地： 台湾台北市
历史沿革： 1960 年创立台北医学院，2000 年改名台北医学大学。
网址： http://www.tmu.edu.tw

医学相关系所名称	人才培养层次
医学系	学士班
临床医学研究所	硕士班、硕士在职专班、博士班
医学科学研究所	硕士班、博士班
呼吸治疗学系	学士班、硕士班
牙医学系	学士班、硕士班、博士班
牙体技术学系	学士班
口腔卫生学系	学士班
药学系	学士班、硕士班、硕士在职专班、博士班
生药学研究所	硕士班
临床药物基因体学暨蛋白质体学硕士学位学程	硕士班
中草药临床药物研发博士学位学程	博士班
护理学系	学士班、硕士班、硕士在职专班、博士班
学士后护理学系	学士班
长期照护硕士学位学程	硕士班
公共卫生学系	学士班、硕士班、博士班
伤害防治学研究所	硕士班、硕士在职专班、博士班
全球卫生暨发展硕士学位学程	硕士班
保健营养学系	学士班、硕士班、硕士在职专班、博士班
转译医学博士学位学程	博士班

神经再生医学博士学位学程	博士班
癌症生物学与药物研发博士学位学程	博士班
生技医疗产业研发博士学位学程	博士班
国际医学研究学位学程	硕士班、博士班
医学生物科技博士学位学程	博士班
医学检验暨生物技术学系	学士班、硕士班、硕士在职专班
医学资讯研究所	硕士班、硕士在职专班、博士班

中山医学大学

成立时间： 1960 年

所在地： 台湾台中市

历史沿革： 前身是成立于 1957 年的私立中山牙科专科学校，1960 年开始招生。1962 年增设医科，改名为私立中山医学专科学校。1977 年升格为中山医学院，2001 年更名为中山医学大学。

网址： http://www.csmu.edu.tw

医学相关系所名称	人才培养层次
医学系	学士班
医学研究所	硕士班、博士班
护理学系	学士班、硕士班、硕士在职专班
物理治疗学系	学士班、硕士班
职能治疗学系	学士班、硕士班
语言治疗与听力学系	学士班、硕士班
医学检验暨生物技术学系	学士班、硕士班
医学影像暨放射科学系	学士班、硕士班
视光学系	学士班、二年制在职专班、硕士班
牙医学系	学士班、硕士班、博士班
口腔科学研究所	硕士班、博士班
公共卫生学系	学士班、硕士班、博士班
职业安全卫生学系	学士班、硕士班、硕士在职专班
营养学系	学士班、硕士班、硕士在职专班、博士班
医学资讯学系	学士班、硕士班

阳明大学（医科）[①]

成立时间： 1975 年

所在地： 台湾台北市

历史沿革： 前身是成立于 1975 年的阳明医学院，1994 年更名为阳明大学。

网址： http://www.ym.edu.tw

医学相关系所名称	人才培养层次
医学系	学士班
临床医学研究所	硕士班、硕士在职专班、博士班
生理学研究所	硕士班、博士班
解剖学及细胞生物学研究所	硕士班
急重症医学研究所	硕士班
脑科学研究所	硕士班、博士班
转译医学博士学位学程	博士班
公共卫生研究所	硕士班、博士班
公共卫生硕士学位学程	硕士班
卫生福利研究所	硕士班、博士班
环境与职业卫生研究所	硕士班、博士班
国际卫生硕士学位学程	硕士班
传统医药研究所	硕士班、博士班
药学系	学士班
药理学研究所	硕士班、博士班
生物药学研究所	硕士班、博士班
护理学系	学士班、硕士在职专班、博士班
临床护理研究所	硕士班
社区健康照护研究所	硕士班
物理治疗暨辅助科技学系	学士班、硕士班、硕士在职专班、博士班
医学生物技术暨检验学系	学士班、硕士班、博士班
生物医学影像暨放射科学系	学士班、硕士班、博士班
分子医学博士学位学程	博士班
神经科学研究所	硕士班、博士班
牙医学系	学士班、硕士班、博士班
口腔生物研究所	硕士班、博士班

注：①阳明大学的医科相关学院有：医学院、护理学院、生物医学暨工程学院、牙医学院、药物科学院、生命科学院。

成功大学医学院

成立时间： 1983 年

所在地： 台湾台南市

历史沿革： 成功大学创建于 1931 年，当时称"台南高等工业学校"，1971 年改为现名。成功大学医学院成立于 1983 年。医学院创设之初，只成立学士后医学系，招收大学毕业生。1992 年招收一般 7 年制医学生，学士后医学系则于 1994 年停止招生。

网址： http://web.med.ncku.edu.tw

医学相关系所名称	人才培养层次
医学系	学士班
临床医学研究所	硕士班、硕士在职专班、博士班
分子医学研究所	硕士班
生理学研究所	硕士班
细胞生物与解剖学研究所	硕士班
基础医学研究所	博士班
公共卫生研究所	硕士班、硕士在职专班、博士班
环境医学研究所	硕士班、博士班
药学系	学士班
药理学研究所	硕士班
临床药学与药物科技研究所	硕士班、博士班
物理治疗学系	学士班、硕士班
职能治疗学系	学士班、硕士班
护理学系	学士班、硕士班
健康照护科学研究所	博士班
医学检验生物技术学系	学士班、硕士班
口腔医学研究所	硕士班
医学资讯研究所[①]	硕士班

长庚大学医学院

成立时间： 1987 年

所在地： 台湾桃园县

历史沿革： 1987 年，长庚医学院成立，同年开始招收学士后医学系新生。

注：① 该研究所设在成功大学电机资讯学院。

1989 年，7 年制医学系、护理学系及医事技术学系同时成立，原学士后医学系则于 1991 年停止招生。1997 年，改制成为长庚大学医学院。

网址：　　http://medicine.cgu.edu.tw

医学相关系所名称	人才培养层次
医学系	学士班
临床医学研究所	硕士班、博士班
中医学系	学士班、硕士班
分子医学全英语硕士学位学程	硕士班
显微手术国际硕士学位学程	硕士班
物理治疗学系	学士班、硕士班、博士班
职能治疗学系	学士班、硕士班
护理学系	学士班、硕士班
学士后护理学系	学士班
早期疗育研究所	硕士班
呼吸治疗学系	学士班
医学生物技术暨检验学系	学士班、硕士班
医学影像暨放射科学系	学士班、硕士班、博士班
颅颜口腔医学研究所	硕士班
健康照护产业硕士学位学程	硕士班

辅仁大学医学院

成立时间：　1990 年

所在地：　　台湾台北县新庄

历史沿革：　辅仁大学为天主教于大陆设校，1960 年在台湾复校。1990 年，辅仁大学成立医学院暨所属之公共卫生学系及护理学系，招考第一届新生。2000 年成立医学系。

网址：　　http://www.mc.fju.edu.tw

医学相关系所名称	人才培养层次
医学系	学士班
生物基础医学暨药学研究所	硕士班
公共卫生学系	学士班、硕士班
职能治疗学系	学士班
护理学系	学士班、二年制在职专班、硕士班

呼吸治疗学系	学士班
跨专业长期照护硕士学位学程	硕士在职专班
食品营养博士学位学程①	博士班
营养科学系②	学士班、硕士班

慈济大学医学院

成立时间： 1994 年

所在地： 台湾花莲市

历史沿革： 前身为 1994 年 10 月成立的慈济医学院，1998 年更名为慈济医学暨人文社会学院，2000 年升格为慈济大学。

网址： http://www.cmed.tcu.edu.tw

医学相关系所名称	人才培养层次
医学系	学士班、硕士班、博士班
医学科学研究所	博士班
转译医学博士学位学程	博士班
学士后中医学系	学士班
公共卫生学系	学士班、硕士班
物理治疗学系	学士班、硕士班
护理学系	学士班、硕士班
医学检验生物技术学系	学士班、硕士班
医学资讯学系	学士班、硕士班

马偕医学院

成立时间： 2009 年

所在地： 台湾新北市

历史沿革： 2009 年成立。

网址： http://www.mmc.edu.tw

医学相关系所名称	人才培养层次
医学系	学士班
听力暨语言治疗学系	学士班
护理学系	学士班
长期照护研究所	硕士班

注：①设在辅仁大学民生学院。
②设在辅仁大学民生学院。

附　　录

医药类独立学院名单

序号	校名	所在地
1	天津医科大学临床医学院	天津
2	北京中医药大学东方学院	河北廊坊
3	华北理工大学冀唐学院	河北唐山
4	河北医科大学临床学院	河北石家庄
5	山西医科大学晋祠学院	山西太原
6	锦州医科大学医疗学院	辽宁锦州
7	中国医科大学临床医药学院	辽宁沈阳
8	辽宁中医药大学杏林学院	辽宁沈阳
9	大连医科大学中山学院	辽宁大连
10	南京医科大学康达学院	江苏连云港
11	南京中医药大学翰林学院	江苏泰州
12	温州医科大学仁济学院	浙江温州
13	浙江中医药大学滨江学院	浙江杭州
14	安徽医科大学临床医学院	安徽合肥
15	江西中医药大学科技学院	江西南昌
16	新乡医学院三全学院	河南新乡
17	湖北医药学院药护学院	湖北十堰
18	湖南中医药大学湘杏学院	湖南长沙
19	广西中医药大学赛恩斯新医药学院	广西南宁
20	贵阳中医学院时珍学院	贵州贵阳
21	遵义医学院医学与科技学院	贵州遵义
22	贵州医科大学神奇民族医药学院	贵州贵阳
23	昆明医科大学海源学院	云南昆明
24	新疆医科大学厚博学院	新疆乌鲁木齐

（根据教育部公布的2016年全国高等学校名单整理）

举办临床医学类高职专业的高校及专业名单
（本名单不含已在上文出现且办了临床医学类高职专业的学校）

省份	学校名称及网址	专业名称
天津	天津医学高等专科学校 http://www.tjyzh.cn	临床医学 口腔医学 针灸推拿
河北	张家口学院 http://www.zjku.edu.cn	口腔医学
河北	沧州医学高等专科学校 http://www.czmc.cn	临床医学 口腔医学 针灸推拿
河北	承德护理职业学院 http://www.cdwx.cn	临床医学 口腔医学
河北	石家庄人民医学高等专科学校 http://www.sjzrmyz.com	临床医学 口腔医学 中医学
河北	石家庄医学高等专科学校 http://www.sjzmc.cn	临床医学 口腔医学 针灸推拿 中医骨伤
河北	唐山职业技术学院 http://www.tsvtc.com	临床医学 口腔医学 中医学
河北	邢台医学高等专科学校 http://www.xtmc.net	临床医学 口腔医学 针灸推拿 中医学
河北	廊坊卫生职业学院 http://www.lfwx.net	临床医学 口腔医学
山西	山西老区职业技术学院 http://www.sxlqzy.cn	针灸推拿
内蒙古	锡林郭勒职业学院 http://www.xlglvc.cn	蒙医学
内蒙古	呼伦贝尔职业技术学院 http://www.hlbrzy.com/	蒙医学
内蒙古	内蒙古北方职业技术学院 http://www.nmbfxy.com	针灸推拿
内蒙古	乌兰察布医学高等专科学校 http://www.wlcbyz.com	临床医学 蒙医学
辽宁	阜新高等专科学校 http://www.fxgz.com.cn	蒙医学
辽宁	辽东学院 http://www.ldxy.cn	临床医学 口腔医学
吉林	白城医学高等专科学校 http://www.bcyz.cn	临床医学 口腔医学
吉林	长春医学高等专科学校 http://www.cmcedu.com	临床医学 口腔医学 针灸推拿 中医学
黑龙江	大庆医学高等专科学校 http://www.dqygz.com	临床医学 口腔医学 针灸推拿
黑龙江	大兴安岭职业学院 http://www.dxalu.com	临床医学

续表

省份	学校名称及网址	专业名称
黑龙江	黑龙江护理高等专科学校 http://www.hljhlgz.com	临床医学口腔医学
江苏	苏州卫生职业技术学院 http://www.szmtc.com	临床医学口腔医学
江苏	盐城卫生职业技术学院 http://www.jsycmc.com	临床医学
江苏	江苏建康职业学院 http://www.jssmu.edu.cn	临床医学 针灸推拿
浙江	金华职业技术学院 http://www.jhc.cn	临床医学
浙江	丽水学院 http://www.lsu.edu.cn	临床医学口腔医学
安徽	安徽医学高等专科学校 http://www.ahyz.cn	临床医学口腔医学 预防医学
安徽	安徽中医药高等专科学校 http://www.ahzyygz.com	针灸推拿中医骨伤 中医学
安徽	安庆医药高等专科学校 http://www.aqyyz.cn	临床医学
安徽	安徽人口职业学院 http://www.ahrkxy.com	临床医学
安徽	皖西卫生职业学院 http://www.wxwsxy.cn	临床医学
安徽	皖北卫生职业学院 http://www.wbwsxy.com	临床医学
安徽	亳州职业技术学院 http://www.bzvtc.com	针灸推拿
福建	福建卫生职业技术学院 http://www.fjwx.com.cn	临床医学口腔医学预防医学针灸推拿
福建	泉州医学高等专科学校 http://www.qzygz.com	临床医学口腔医学中医学针灸推拿
福建	漳州卫生职业学院 http://www.zzwzy.com	临床医学口腔医学针灸推拿
江西	江西中医药高等专科学校 http://www.jxtcms.net	针灸推拿中医骨伤中医学
江西	江西卫生职业学院 http://www.jxhlxy.com.cn	临床医学口腔医学
山东	菏泽医学专科学校 http://www.hzmc.edu.cn	临床医学口腔医学
山东	山东力明科技职业学院 http://www.6789.com.cn	临床医学口腔医学针灸推拿中医学
山东	山东现代学院 http://www.uxd.com.cn	临床医学针灸推拿
山东	山东协和学院 http://www.sdxiehe.com	临床医学
山东	山东杏林科技职业学院 http://www.sdxlxy.com	临床医学 针灸推拿

省份	学校名称及网址	专业名称
山东	山东医学高等专科学校 http://www.sdmc.edu.cn	临床医学 口腔医学
山东	山东中医药高等专科学校 http://www.stcmchina.com	针灸推拿 中医学
山东	枣庄职业学院 http://www.sdzzvc.cn	口腔医学
山东	淄博职业学院 http://www.zbvc.edu.cn	临床医学
河南	河南推拿职业学院 http://www.hnzjschool.com	针灸推拿
河南	河南医学高等专科学校 http://www.hamc.edu.cn	临床医学
河南	漯河医学高等专科学校 http://www.lhmc.edu.cn	临床医学 口腔医学
河南	南阳医学高等专科学校 http://www.nymc.cn	临床医学 口腔医学 针灸推拿 中医骨伤 中医学
河南	商丘医学高等专科学校 http://www.sqyx.edu.cn	临床医学 口腔医学
河南	信阳职业技术学院 http://www.xyvtc.com.cn	临床医学
河南	郑州澍青医学高等专科学校 http://www.shuqing.org	临床医学 中医学
河南	开封大学 http://www.kfu.edu.cn	口腔医学
河南	洛阳职业技术学院 http://www.lyvtc.net	临床医学
河南	平顶山学院 http://www.pdsu.edu.cn	临床医学
河南	河南理工大学 http://www.hpu.edu.cn	针灸推拿
湖北	湖北职业技术学院 http://www.hbvtc.edu.cn	临床医学 口腔医学
湖北	湖北中医药高等专科学校 http://www.hbzyy.org	临床医学 口腔医学 针灸推拿 中医骨伤 中医学
湖北	黄冈职业技术学院 http://www.hbhgzy.com.cn	临床医学
湖北	荆楚理工学院 http://www.jcut.edu.cn	临床医学 口腔医学
湖北	仙桃职业学院 http://www.hbxtzy.com	临床医学
湖北	襄阳职业技术学院 http://www.hbxytc.com	临床医学 口腔医学 预防医学
湖北	湖北三峡职业技术学院 http://www.tgc.edu.cn	临床医学

续表

省份	学校名称及网址	专业名称
湖南	常德职业技术学院 http://www.cdzy.cn	临床医学
湖南	湖南中医药高等专科学校 http://www.hntcmc.net	针灸推拿　中医骨伤　中医学
湖南	益阳医学高等专科学校 http://www.hnyyyz.com	临床医学　口腔医学
湖南	永州职业技术学院 http://www.hnyzzy.com	临床医学
湖南	岳阳职业技术学院 http://www.yvtc.edu.cn	临床医学
湖南	长沙卫生职业学院 http://www.cswszy.com	临床医学　口腔医学
湖南	湘潭医卫职业技术学院 http://www.xtzy.com	临床医学　口腔医学
广东	佛山科学技术学院 http://web.fosu.edu.cn	临床医学　口腔医学
广东	深圳职业技术学院 http://www.szpt.edu.cn	口腔医学
广东	肇庆医学高等专科学校 http://www.zqmc.net	临床医学　口腔医学　针灸推拿　中医学
广西	广西卫生职业技术学院 http://www.gxwzy.com.cn	临床医学
重庆	重庆三峡医药高等专科学校 http://www.sxyyc.net	临床医学　口腔医学　针灸推拿　中医骨伤　中医学
重庆	重庆医药高等专科学校 http://www.cqyygz.com	临床医学　针灸推拿　中医学
四川	达州职业技术学院 http://www.dzvtc.edu.cn	临床医学　中医学
四川	四川中医药高等专科学校 http://www.scctcm.cn	临床医学　针灸推拿　中医骨伤　中医学
四川	雅安职业技术学院 http://www.yazjy.com	临床医学　针灸推拿　中医骨伤　中医学
四川	四川卫生康复职业学院 http://www.svchr.edu.cn	临床医学
四川	乐山职业技术学院 http://www.lszyxy.com	临床医学　中医学
四川	红河卫生职业学院 http://www.hhwx.org.cn	临床医学　口腔医学
贵州	安顺职业技术学院 http://www.asotc.cn	临床医学
贵州	黔东南民族职业技术学院 http://www.qdnpt.com	临床医学　口腔医学
贵州	黔南民族医学高等专科学校 http://www.qnmc.cn	临床医学

续表

省份	学校名称及网址	专业名称
贵州	铜仁职业技术学院 http://www.trzy.edu.cn	临床医学
贵州	遵义医药高等专科学校 http://www.zunyiyizhuan.com	临床医学 针灸推拿 中医学
贵州	毕节医学高等专科学校 http://www.bijiemc.cn	临床医学 中医学 针灸推拿
云南	保山中医药高等专科学校 http://www.bszyz.cn	临床医学 针灸推拿 中医骨伤 中医学
云南	楚雄医药高等专科学校 http://www.cxmtc.net	临床医学
云南	德宏职业学院 http://www.yndhvc.com	临床医学 中医学
云南	昆明卫生职业学院 http://www.kmhpc.net	临床医学 口腔医学 针灸推拿 中医骨伤
云南	曲靖医学高等专科学校 http://www.qjyz.org	临床医学 口腔医学 针灸推拿
云南	西双版纳职业技术学院 http://www.xsbnzy.com	傣医学
云南	云南医学高等专科学校 http://www.mvc.yn.cn	临床医学 口腔医学
陕西	安康职业技术学院 http://www.akvtc.cn	临床医学
陕西	宝鸡职业技术学院 http://www.bjvtc.com	临床医学 针灸推拿 中医学
陕西	汉中职业技术学院 http://www.hzvtc.cn	临床医学 口腔医学
陕西	陕西能源职业技术学院 http://www.sxny.cn	临床医学
陕西	商洛职业技术学院 http://www.slzyjsxy.com	临床医学
陕西	渭南职业技术学院 http://www.wnzy.net/	临床医学 针灸推拿 中医学
陕西	西安培华学院 http://www.peihua.cn	临床医学
陕西	西安医学高等专科学校 http://www.xagdyz.com	临床医学 口腔医学
甘肃	甘肃卫生职业学院 http://www.gswx.com.cn	临床医学 口腔医学 中医学
青海	青海卫生职业技术学院 http://www.qhwszy.edu.cn	临床医学 口腔医学 针灸推拿
宁夏	宁夏师范学院 http://www.nxtu.cn	临床医学 口腔医学
新疆	新疆维吾尔医学专科学校 http://www.xjumc.cn	维医学

医学门类学位授予和人才培养学科目录

1001 基础医学（可授医学、理学学位）
1002 临床医学
1003 口腔医学
1004 公共卫生与预防医学（可授医学、理学学位）
1005 中医学
1006 中西医结合
1007 药学（可授医学、理学学位）
1008 中药学（可授医学、理学学位）
1009 特种医学
1010 医学技术（可授医学、理学学位）
1011 护理学（可授医学、理学学位）

附：专业学位授予和人才培养目录

1051 临床医学
1052 口腔医学
1053 公共卫生
1054 护理
1055 药学
1056 中药学
1057 中医

注：根据《学位授予和人才培养学科目录（2011 年）》（国务院学位委员会、教育部 学位[2011]11 号文件印发），医学门类共 11 个一级学科，6 个专业学位类别。

2014 年，国务院学位委员会第 31 次会议审议通过了《中医专业学位设置方案》，决定在我国独立设置中医专业学位，使医学门类专业学位类别增至 7 个。

医学门类本科专业目录

一、基本专业

专业代码	专业名称
1001	**基础医学类**
100101K	基础医学
1002	**临床医学类**
100201K	临床医学
1003	**口腔医学类**
100301K	口腔医学
1004	**公共卫生与预防医学类**
100401K	预防医学
100402	食品卫生与营养学（注：授予理学学士学位）
1005	**中医学类**
100501K	中医学
100502K	针灸推拿学
100503K	藏医学
100504K	蒙医学
100505K	维医学
100506K	壮医学
100507K	哈医学
1006	**中西医结合类**
100601K	中西医临床医学
1007	**药学类**
100701	药学（注：授予理学学士学位）
100702	药物制剂（注：授予理学学士学位）
1008	**中药学类**
100801	中药学（注：授予理学学士学位）
100802	中药资源与开发（注：授予理学学士学位）
1009	**法医学类**
100901K	法医学
1010	**医学技术类**
101001	医学检验技术（注：授予理学学士学位）
101002	医学实验技术（注：授予理学学士学位）
101003	医学影像技术（注：授予理学学士学位）
101004	眼视光学（注：授予理学学士学位）
101005	康复治疗学（注：授予理学学士学位）
101006	口腔医学技术（注：授予理学学士学位）
101007	卫生检验与检疫（注：授予理学学士学位）
1011	**护理学类**
101101	护理学（注：授予理学学士学位）

二、特设专业

专业代码	专业名称
1001	**基础医学类**
1002	**临床医学类**
100202TK	麻醉学
100203TK	医学影像学
100204TK	眼视光医学
100205TK	精神医学
100206TK	放射医学
1003	**口腔医学类**
1004	**公共卫生与预防医学类**
100403TK	妇幼保健医学
100404TK	卫生监督
100405TK	全球健康学（注：授予理学学士学位）
1005	**中医学类**
1006	**中西医结合类**
1007	**药学类**
100703TK	临床药学（注：授予理学学士学位）
100704T	药事管理（注：授予理学学士学位）
100705T	药物分析（注：授予理学学士学位）
100706T	药物化学（注：授予理学学士学位）
100707T	海洋药学（注：授予理学学士学位）
1008	**中药学类**
100803T	藏药学（注：授予理学学士学位）
100804T	蒙药学（注：授予理学学士学位）
100805T	中药制药（注：可授理学或工学学士学位）
100806T	中草药栽培与鉴定（注：授予理学学士学位）
1009	**法医学类**
1010	**医学技术类**
101008T	听力与言语康复学
1011	**护理学类**

注：以上内容摘自《普通高等学校本科专业目录（2012 年）》（教育部教高〔2012〕9 号文件公布）。基本专业一般是指学科基础比较成熟、社会需求相对稳定、布点数量相对较多、继承性较好的专业。特设专业是满足经济社会发展特殊需求所设置的专业，在专业代码后加"T"表示。专业代码后加"K"者为国家控制布点专业。高校设置国家控制布点专业，须经"教育部学科发展与专业设置专家委员会"评审。

高等职业教育（专科）医药卫生大类专业目录

专业类	专业代码	专业名称
6201 临床医学类	620101K	临床医学
	620102K	口腔医学
	620103K	中医学
	620104K	中医骨伤
	620105K	针灸推拿
	620106K	蒙医学
	620107K	藏医学
	620108K	维医学
	620109K	傣医学
	620110K	哈医学
6202 护理类	620201	护理
	620202	助产
6203 药学类	620301	药学
	620302	中药学
	620303	蒙药学
	620304	维药学
	620305	藏药学
6204 医学技术类	620401	医学检验技术
	620402	医学生物技术
	620403	医学影像技术
	620404	医学美容技术
	620405	口腔医学技术
	620406	卫生检验与检疫技术
	620407	眼视光技术
	620408	放射治疗技术
	620409	呼吸治疗技术

续表

专业类	专业代码	专业名称
6205 康复治疗类	620501	康复治疗技术
	620502	言语听觉康复技术
	620503	中医康复技术
6206 公共卫生与卫生管理类	620601K	预防医学
	620602	公共卫生管理
	620603	卫生监督
	620604	卫生信息管理
6207 人口与计划生育类	620701	人口与家庭发展服务
	620702	生殖健康服务与管理
6208 健康管理与促进类	620801	健康管理
	620802	医学营养
	620803	中医养生保健
	620804	心理咨询
	620805	医疗设备应用技术
	620806	精密医疗器械技术
	620807	医疗器械维护与管理
	620808	康复工程技术
	620809	康复辅助器具技术
	620810	假肢与矫形器技术
	620811	老年保健与管理
	620812	医疗器械经营与管理

资料来源：《普通高等学校高等职业教育（专科）专业目录（2015 年）》（教育部 教职成 [2015] 10 号文件印发）
《普通高等学校高等职业教育（专科）专业目录》2016 年增补专业.

2016/2017 学年度招收本科临床医学专业（英语授课）来华留学生的高等学校名单

序号	学校	16/17 学年招生计划数
1	吉林大学	100
2	中国医科大学	100
3	大连医科大学	100
4	首都医科大学	100
5	天津医科大学	100
6	山东大学	100
7	复旦大学	100
8	新疆医科大学	100
9	南京医科大学	100
10	江苏大学	100
11	温州医科大学	100
12	浙江大学	100
13	武汉大学	100
14	华中科技大学	100
15	西安交通大学	100
16	南方医科大学	100
17	暨南大学	100
18	广西医科大学	100
19	四川大学	100
20	重庆医科大学	100
21	哈尔滨医科大学	60
22	北华大学	60
23	锦州医科大学	60
24	青岛大学	60
25	河北医科大学	60
26	宁夏医科大学	60
27	同济大学	60
28	石河子大学	60
29	东南大学	60
30	扬州大学	60
31	南通大学	60
32	苏州大学	60
33	宁波大学	60
34	福建医科大学	60
35	安徽医科大学	60
36	徐州医科大学	60

序号	学校	16/17 学年招生计划数
37	三峡大学	30
38	郑州大学	60
39	广州医科大学	60
40	中山大学	60
41	汕头大学	60
42	昆明医科大学	60
43	川北医学院	60
44	西南医科大学	60
45	厦门大学	60

注：从 2007/2008 学年起，国家对来华留学生本科临床医学专业（英语授课）招生实行计划管理。教育部从 2007 年起每年公布招收本科临床医学专业(英语授课)来华留学生的高等学校名单及其招生计划。未列入此名单或未安排招生计划的学校不得招收本科临床医学专业(英语授课)来华留学生。

《世界医学院校名录》收录的中国院校名单

世界医学院校名录（The World Directory of Medical Schools）由世界医学教育联合会（WFME）和国际医学教育和研究促进基金会（FAIMER）合作开发。该名录综合了此前 FAIMER 维护的国际医学教育名录（IMED）和 WFME 维护的阿维森纳名录的信息。以下是目前《世界医学院校名录》收录的中国（不含台湾地区）院校名单：

序号	Medical School Name	City Name
1	Academy of Military Medical Sciences Faculty of Medicine	Beijing
2	Anhui Medical University Faculty of Medicine	Hefei
3	Anhui University of Chinese Medicine	Hefei
4	Anhui University of Science and Technology College of Medicine	Huainan
5	Baotou Medical College	Baotou
6	Beihua University Faculty of Medicine	Jilin
7	Beijing University of Chinese Medicine	Beijing
8	Bengbu Medical College	Bengbu
9	Binzhou Medical College	Binzhou
10	Capital Medical University	Beijing
11	Changchun University of Traditional Chinese Medicine	Changchun
12	Changsha Medical University	Changsha
13	Changzhi Medical College	Changzhi
14	Chengde Medical University	Chengde
15	Chengdu Institute of Physical Education	Chengdu
16	Chengdu Medical College	Chengdu
17	Chengdu University of Traditional Chinese Medicine	Chengdu
18	Chifeng University Medical College	Chifeng
19	China Medical University	Shenyang
20	Chongqing Medical University	Chongqing
21	Dali University School of Medicine	Dali
22	Dalian Medical University	Dalian

序号	Medical School Name	City Name
23	Fourth Military Medical University	Xi'an
24	Fujian College of Traditional Chinese Medicine	Fúzhou
25	Fujian Medical University	Fuzhou
26	Gannan Medical University	Ganzhou
27	Gansu College of Traditional Chinese Medicine	Lanzhou
28	Guangdong Medical College	Zhanjiang
29	Guangdong Provincial Cardiovascular Institute	Guangzhou
30	Guangxi Medical University	Nanning
31	Guangxi Traditional Chinese Medical University	Nanning
32	Guangzhou Medical University	Guangzhou
33	Guangzhou University of Traditional Chinese Medicine	Guangzhou
34	Guilin Medical University	Guilin
35	Guiyang College of Traditional Chinese Medicine	Guiyang
36	Guizhou Medical University	Guiyang
37	Hainan Medical University	Haikou
38	Hangzhou School of Medicine，Hangzhou Normal University	Hangzhou
39	Harbin Medical University	Harbin
40	Hebei Medical University	Shijiazhuang
41	Hebei North University Faculty of Medicine	Zhangjiakou
42	Hebei University of Engineering School of Medicine	Handan
43	Heilongjiang University of Traditional Chinese Medicine	Harbin
44	Henan University of Traditional Chinese Medicine	Zhengzhou
45	Heze Medical College	Heze
46	Huanghe Science and Technology College	Zhengzhou
47	Hubei Polytechnic University School of Medicine	Huangshi
48	Hubei University of Chinese Medicine Faculty of Medicine	Wuhan
49	Hubei University of Medicine	Shiyan
50	Hubei University of Science and Technology Faculty of Medicine	Xianning
51	Hunan Normal University College of Medicine	Changsha
52	Hunan University of Chinese Medicine	Changsha
53	Inner Mongolia Medical University	Hohhot
54	Inner Mongolia University for the Nationalities	Tong-Liao
55	Jiamusi University School of Medicine	Jiamusi
56	Jianghan University School of Medicine	Wuhan

续表

序号	Medical School Name	City Name
57	Jiangsu University School of Medicine	Zhenjiang
58	Jiangxi University of Traditional Chinese Medicine	Nanchang
59	Jilin Medical University	Jilin
60	Jinan University School of Medicine	Guangzhou
61	Jinggangshan University Medical School	Ji'an
62	Jining Medical University	Jining
63	Jinzhou Medical University	Jinzhou
64	Jishou University School of Medicine	Jizhou
65	Jiujiang University Medical College	Jiujiang
66	Jixi Medical School for the Coal Industry	Jixi
67	Kunming Medical University	Kunming
68	Lanzhou University Faculty of Medicine	Lanzhou
69	Liaoning University of Traditional Chinese Medicine	Shenyang
70	Medical College of Dalian University	Dalian
71	Medical College of Henan University	Kaifeng
72	Medical College of Henan University of Science and Technology	Luoyang
73	Medical College of Hubei Institute for Nationalities	Enshi
74	Medical College of Nanchang University	Nanchang
75	Medical College of Nanjing University	Nanjing
76	Medical College of Nankai University	Tianjin
77	Medical College of Wuhan University of Science and Technology	Wuhan
78	Medical College of Yan'an University	Yan'an
79	Mudanjiang Medical University	Mudanjiang
80	Nanjing Medical University	Nanjing
81	Nanjing University of Chinese Medicine	Nanjing
82	Nantong University School of Clinical Medicine	Nantong
83	Ningbo University Medical School	Ningbo
84	Ningxia Medical University	Yinchuan
85	Norman Bethune College of Medicine，Jilin University	Changchun
86	North China University of Science and Technology College of Medicine	Tangshan
87	North Sichuan Medical College	Nanchong
88	Northwest University for Nationalities College of Medicine	Lanzhou
89	Panzhihua University School of Medical Science	Panzhihua
90	Peking Union Medical University	Beijing
91	Peking University Health Science Center	Beijing

序号	Medical School Name	City Name
92	Putian University School of Medicine	Putian
93	Qingdao University College of Medical Science	Qingdao
94	Qinghai Medical College	Xining
95	Qiqihar Medical University	Qiqihar
96	School of Medicine，General Logistics Department	Beijing
97	School of Traditional Chinese Medicine of Capital Medical University	Beijing
98	Second Military Medical University	Shanghai
99	Shaanxi University of Chinese Medicine	Xianyang
100	Shandong Medical College	Linyi
101	Shandong University of Traditional Chinese Medicine	Jinan
102	Shandong University School of Medicine	Jinan
103	Shanghai Jiao Tong University School of Medicine	Shanghai
104	Shanghai Medical College，Fudan University	Shanghai
105	Shanghai School of Medicine	Shanghai
106	Shanghai University of Traditional Chinese Medicine	Shanghai
107	Shantou University Medical College	Shantou
108	Shanxi College of Traditional Chinese Medicine	Taiyuan
109	Shanxi Datong University School of Medicine	Datong
110	Shanxi Medical University	Taiyuan
111	Shaoxing University Medical School	Shaoxing
112	Shenyang Medical College	Shenyang
113	Shenzhen University College of Medicine	Shenzhen
114	Shihezi University School of Medicine	Shihezi
115	Soochow University Medical College	Suzhou
116	Southeast University Medical College	Nanjing
117	Southern Medical University	Guangzhou
118	Southwest Medical University	Luzhou
119	Taishan Medical University	Tai'an
120	Third Military Medical University	Chongqing
121	Three Gorges University College of Medical Science	Yichang
122	Tianjin Medical University	Tianjin
123	Tianjin University of Traditional Chinese Medicine	Tianjin
124	Tibet University Medical College	Lhasa
125	Tongji Medical College of Huazhong University of Science & Technology	Wuhan

序号	Medical School Name	City Name
126	Tongji University School of Medicine (TUSM)	Shanghai
127	Tsinghua University School of Medicine	Beijing
128	University of South China Faculty of Medicine	Hengyang
129	Wannan Medical College	Wuhu
130	Weifang Medical University	Weifang
131	Wenzhou Medical University	Wenzhou
132	West China College of Medicine，Sichuan University	Chengdu
133	Wuhan University School of Medicine	Wuhan
134	Xi'an Jiaotong University College of Medicine	Xi'an
135	Xiamen University Medical College	Xiamen
136	Xiangnan University School of Medicine	Chenzhou
137	Xiangya School of Medicine，Central South University	Changsha
138	Xinjiang College of Traditional Chinese Medicine	Urumqi
139	Xinjiang Medical University	Urumqi
140	Xinxiang Medical University	Xinxiang
141	Xuzhou Medical University	Xuzhou
142	Yanbian University Health Science Center	Yanji
143	Yangtze University Medical School	Jingzhou
144	Yangzhou University College of Medicine	Yangzhou
145	Yichun University School of Medicine	Yichun
146	Youjiang Medical College for Nationalities of Guangxi	Baise
147	Yunnan University of Traditional Chinese Medicine	Kunming
148	Zhang Zhongjing School of Traditional Chinese Medicine	Nanyang
149	Zhejiang Chinese Medical University	Hangzhou
150	Zhejiang University School of Medicine	Hangzhou
151	Zhengzhou University Medical School	Zhengzhou
152	Zhongshan School of Medicine，Sun Yat-Sen University	Guangzhou
153	Zunyi Medical University	Zunyi
154	Chinese University of Hong Kong Faculty of Medicine	Shatin
155	Li Ka Shing Faculty of Medicine，University of Hong Kong	Pokfulam

资料来源：http：//www.wdoms.org

医学类国家重点学科名单

国家重点学科是国家根据发展战略与重大需求，择优确定并重点建设的培养创新人才、开展科学研究的重要基地，在高等教育学科体系中居于骨干和引领地位。到目前，我国共组织了三次重点学科的评选工作。最近一次评选是在 2006 年；2007 年，教育部公布了评选结果。在医学门类，共有一级学科国家重点学科 17 个，二级学科国家重点学科 151 个，国家重点（培育）学科 45 个，详见下表。

一、一级学科国家重点学科

学科名称	学校名称
基础医学	复旦大学
	第二军医大学
	第四军医大学
口腔医学	北京大学
	四川大学
中医学	北京中医药大学
	广州中医药大学
中西医结合	复旦大学
药学	北京大学
	北京协和医学院—清华大学医学部，清华大学
	中国药科大学
	第二军医大学
中药学	北京中医药大学
	黑龙江中医药大学
	上海中医药大学
	南京中医药大学
	成都中医药大学

二、二级学科国家重点学科

学科名称	学校名称
人体解剖与组织胚胎学	山东大学
	南方医科大学
免疫学	北京大学
	北京协和医学院—清华大学医学部，清华大学
	第三军医大学

续表

学科名称	学校名称
病理学与病理生理学	北京大学
	北京协和医学院—清华大学医学部，清华大学
	上海交通大学
	华中科技大学
	中南大学
	汕头大学
法医学	四川大学
	西安交通大学
放射医学	苏州大学
内科学（肾病，心血管病，血液病）	北京大学
内科学	北京协和医学院—清华大学医学部，清华大学
内科学（呼吸系病，心血管病）	首都医科大学
内科学（呼吸系病，内分泌与代谢病）	中国医科大学
内科学（传染病，肾病，心血管病）	复旦大学
内科学	上海交通大学
内科学（血液病）	苏州大学
内科学（心血管病）	南京医科大学
内科学（传染病）	浙江大学
内科学（心血管病）	山东大学
内科学（心血管病，血液病，呼吸系病）	华中科技大学
内科学（内分泌与代谢病）	中南大学
内科学（内分泌与代谢病，肾病）	中山大学
内科学（呼吸系病）	广州医学院
内科学（呼吸系病，消化系病）	四川大学
内科学（传染病）	重庆医科大学
内科学（消化系病）	南方医科大学
内科学（消化系病）	第二军医大学
内科学（传染病，呼吸系病，心血管病）	第三军医大学
内科学（传染病，消化系病）	第四军医大学
内科学（呼吸系病，肾病）	解放军医学院
儿科学	北京大学
	首都医科大学
	复旦大学
	上海交通大学
	浙江大学
	四川大学
	重庆医科大学

续表

学科名称	学校名称
老年医学	解放军医学院
神经病学	首都医科大学
	吉林大学
	复旦大学
	中南大学
	中山大学
	重庆医科大学
精神病与精神卫生学	北京大学
	中南大学
皮肤病与性病学	北京大学
	北京协和医学院—清华大学医学部，清华大学
	中国医科大学
	安徽医科大学
	第四军医大学
影像医学与核医学	北京协和医学院—清华大学医学部，清华大学
影像医学与核医学	复旦大学
	四川大学
	第二军医大学
临床检验诊断学	重庆医科大学
外科学（骨外，泌尿外）	北京大学
外科学（骨外，胸心外）	北京协和医学院—清华大学医学部，清华大学
外科学（神外）	首都医科大学
外科学（泌尿外，神外）	天津医科大学
外科学（普外）	中国医科大学
外科学	复旦大学
外科学（骨外，整形）	上海交通大学
外科学（普外）	南京大学
外科学（骨外）	苏州大学
外科学（普外）	浙江大学
外科学（泌尿外，普外）	华中科技大学
外科学（胸心外）	中南大学
外科学（普外）	中山大学
外科学（骨外，普外，胸心外）	四川大学
外科学（泌尿外）	西安交通大学
外科学	第二军医大学
外科学	第三军医大学
外科学（骨外，神外，胸心外）	第四军医大学

续表

学科名称	学校名称
外科学（骨外，烧伤）	解放军医学院
妇产科学	北京大学
	北京协和医学院—清华大学医学部，清华大学
	复旦大学
	山东大学
	华中科技大学
	四川大学
眼科学	北京大学
	首都医科大学
	复旦大学
	中山大学
	青岛大学
耳鼻咽喉科学	首都医科大学
	复旦大学
	中南大学
	中山大学
	解放军医学院
肿瘤学	北京大学
	北京协和医学院—清华大学医学部，清华大学
	天津医科大学
	复旦大学
	浙江大学
	中山大学
	四川大学
运动医学	北京大学
麻醉学	北京协和医学院—清华大学医学部，清华大学
	华中科技大学
口腔基础医学	武汉大学
口腔临床医学	上海交通大学
	第四军医大学
流行病与卫生统计学	北京大学
	复旦大学
	山东大学
劳动卫生与环境卫生学	中国医科大学
	南京医科大学
	华中科技大学

续表

学科名称	学校名称
营养与食品卫生学	哈尔滨医科大学
	四川大学
卫生毒理学	中山大学
军事预防医学	第三军医大学
	第四军医大学
中医基础理论	辽宁中医药大学
	山东中医药大学
中医临床基础	浙江中医药大学
中医医史文献	南京中医药大学
	山东中医药大学
方剂学	黑龙江中医药大学
中医诊断学	湖南中医药大学
中医内科学	天津中医药大学
	上海中医药大学
中医外科学	上海中医药大学
中医骨伤科学	上海中医药大学
中医妇科学	黑龙江中医药大学
	成都中医药大学
中医儿科学	南京中医药大学
中医五官科学	成都中医药大学
针灸推拿学	天津中医药大学
	成都中医药大学
中西医结合基础	北京中医药大学
	河北医科大学
中西医结合临床	天津医科大学
	大连医科大学
	南方医科大学
	第二军医大学
药剂学	沈阳药科大学
	复旦大学
	四川大学
药理学	哈尔滨医科大学
	南京医科大学
	中南大学
	中山大学

三、国家重点（培育）学科

学科名称	学校名称
人体解剖与组织胚胎学	第三军医大学
病原生物学	中山大学
病理学与病理生理学	南京医科大学
	浙江大学
	郑州大学
	南方医科大学
法医学	河北医科大学
内科学（消化系病）	首都医科大学
内科学（内分泌与代谢病）	天津医科大学
内科学（心血管病）	武汉大学
内科学（传染病）	华中科技大学
内科学（消化系病）	第三军医大学
神经病学	上海交通大学
精神病与精神卫生学	四川大学
皮肤病与性病学	西安交通大学
影像医学与核医学	首都医科大学
	中国医科大学
	华中科技大学
	第四军医大学
外科学（普外）	北京协和医学院－清华大学医学部，清华大学
外科学（普外）	哈尔滨医科大学
外科学（普外）	中南大学
外科学（骨外）	南方医科大学
外科学（普外）	第四军医大学
外科学（整形）	第四军医大学
外科学（普外）	军医进修学院
妇产科学	浙江大学
眼科学	浙江大学
	第三军医大学
肿瘤学	广西医科大学
麻醉学	四川大学
口腔基础医学	上海交通大学
	第四军医大学
儿少卫生与妇幼保健学	北京大学
	华中科技大学

续表

学科名称	学校名称
卫生毒理学	第三军医大学
中医医史文献	上海中医药大学
中医内科学	黑龙江中医药大学
	南京中医药大学
	山东中医药大学
针灸推拿学	上海中医药大学
中西医结合基础	华中科技大学
药物化学	山东大学
药物分析学	浙江大学
药理学	华中科技大学

资料来源：教育部网站

注：以上名单公布后，教育部又于 2011 年批准青海大学的"内科学"（高原医学）为二级学科国家重点学科，于 2012 年批准遵义医学院的"药理学"和贵阳中医学院的"中药学"为国家重点（培育）学科。

全国医学类专业（课程）教学指导委员会名单

一、基础医学类专业教学指导委员会

主任委员

王　宪　北京大学

副主任委员

张　宁	天津医科大学	李　凡	吉林大学
周国民	复旦大学	来茂德	中国药科大学
冯友梅	武汉大学	鲍　朗	四川大学
闫剑群	西安交通大学		

秘书长

管又飞　北京大学

委员

张　学	北京协和医学院	安　威	首都医科大学
崔慧先	河北医科大学	张明升	山西医科大学
赵彦艳	中国医科大学	肖纯凌	沈阳医学院
徐国彤	同济大学	郭晓奎	上海交通大学
韩晓冬	南京大学	蒋星红	苏州大学
王立新	东南大学	高兴亚	南京医科大学
夏　强	浙江大学	周文华	宁波大学
黄爱民	福建医科大学	刘树伟	山东大学
王学春	泰山医学院	谢俊霞	青岛大学
臧卫东	郑州大学	李　和	华中科技大学
肖献忠	中南大学	姜志胜	南华大学
王庭槐	中山大学	罗焕敏	暨南大学
苏　敏	汕头大学	马文丽	南方医科大学
谢小薰	广西医科大学	徐　晨	重庆医科大学
李云庆	第四军医大学	王　锐	兰州大学
张建中	宁夏医科大学	李　锋	石河子大学
库热西·玉努斯	新疆医科大学		

二、临床医学类专业教学指导委员会

主任委员

吕兆丰　首都医科大学

副主任委员

王　杉	北京大学	赵玉沛	北京协和医学院
闻德亮	中国医科大学	王卫平	复旦大学
黄　钢	上海交通大学	瞿　佳	温州医学院
陶立坚	中南大学	雷　寒	重庆医科大学
金生国	卫生部		

秘书长

王维民	北京大学	付　丽	首都医科大学

委员

刘玉村	北京大学	田金洲	北京中医药大学
王国林	天津医科大学	袁雅冬	河北医科大学
王斌全	山西医科大学	罗俊生	辽宁医学院
杨延宗	大连医科大学	王冠军	吉林大学
温春阳	北华大学	曹德品	哈尔滨医科大学
桂永浩	复旦大学	程黎明	同济大学
朱正纲	上海交通大学	刘志红	南京大学
刘乃丰	东南大学	季国忠	南京医科大学
徐开林	徐州医学院	黄　河	浙江大学
余永强	安徽医科大学	刘祖国	厦门大学
陈元仲	福建医科大学	孔北华	山东大学
白　波	济宁医学院	张水军	郑州大学
陈安民	华中科技大学	罗小平	华中科技大学
肖海鹏	中山大学	汪建平	中山大学
徐安定	暨南大学	王挥戈	汕头大学

文民刚	南方医科大学	赵劲民	广西医科大学
陈志斌	海南医学院	石应康	四川大学
李　松	昆明医科大学	欧珠罗布	西藏大学
贺西京	西安交通大学	雷　伟	第四军医大学
何晓东	兰州大学	李　毅	青海大学
孙　涛	宁夏医科大学	郑　宏	新疆医科大学
王以朋	北京协和医院	黄河清	第三军医大学

三、临床实践教学指导分委员会

主任委员

王　杉　北京大学

副主任委员

王国林	天津医科大学	桂永浩	复旦大学
朱正纲	上海交通大学	陈安民	华中科技大学
汪建平	中山大学	石应康	四川大学
王以朋	北京协和医院		

秘书长

陈　红　北京大学

委员

王维民	北京大学	贾建国	首都医科大学
李建民	河北联合大学	魏　武	长治医学院
康　健	中国医科大学	迟宝荣	吉林大学
周　晋	哈尔滨医科大学	林章雅	福建医科大学
何庆南	中南大学	廖小平	海南医学院
张源明	新疆医科大学	王　仲	清华大学北京清华医院

四、口腔医学类专业教学指导委员会

主任委员

周学东　四川大学

副主任委员

郭传瑛	北京大学	王松灵	首都医科大学
张连云	天津医科大学	张志愿	上海交通大学
赵铱民	第四军医大学		

秘书长

于海洋　四川大学

委员

王　洁	河北医科大学	卢　利	中国医科大学
牛卫东	大连医科大学	孙宏晨	吉林大学
牛玉梅	哈尔滨医科大学	余优成	复旦大学
王佐林	同济大学	胡勤刚	南京大学
王　林	南京医科大学	王慧明	浙江大学
谷志远	浙江中医药大学	何家才	安徽医科大学
闫福华	福建医科大学	朱洪水	南昌大学
徐　欣	山东大学	边　专	武汉大学
毛　靖	华中科技大学	阙国鹰	中南大学
程　斌	中山大学	吴补领	南方医科大学
周　诺	广西医科大学	邓　锋	重庆医科大学
郑立舸	泸州医学院	宋宇峰	贵阳医学院
刘建国	遵义医学院	丁仲鹃	昆明医科大学
周　洪	西安交通大学	余占海	兰州大学
赵　今	新疆医科大学	马　敏	宁夏医科大学总医院
唐　亮	暨南大学医学院	刘洪臣	解放军总医院
王建国	南开大学附属口腔医院	麻健丰	温州医学院附属口腔医院

五、公共卫生与预防医学类专业教学指导委员会

主任委员

李立明　北京协和医学院

副主任委员

刘　娅	吉林大学	姜庆五	复旦大学

| 浦跃朴 | 东南大学 | 沈洪兵 | 南京医科大学 |
| 谭红专 | 中南大学 | 颜　虹 | 西安交通大学 |

秘书长

| 胡永华 | 北京大学 |

委员

孙志伟	首都医科大学	刘建平	北京中医药大学
黄国伟	天津医科大学	王素萍	山西医科大学
陈　杰	中国医科大学	韩　松	沈阳医学院
孙长颢	哈尔滨医科大学	李　觉	同济大学
郑志杰	上海交通大学	张永红	苏州大学
顾海鹰	南通大学	陈　坤	浙江大学
杨　磊	杭州师范大学	陶芳标	安徽医科大学
黄子杰	泉州师范学院	薛付忠	山东大学
李文杰	郑州大学	毛宗福	武汉大学
邬堂春	华中科技大学	程光文	武汉科技大学
让蔚清	南华大学	凌文华	中山大学
雷毅雄	广州医学院	陈思东	广东药学院
邹　飞	南方医科大学	李晓松	四川大学
李　健	川北医学院	张爱华	贵阳医学院
陈景元	第四军医大学	刘欣荣	兰州大学
戴江红	新疆医科大学	贺　佳	第二军医大学
曹　佳	第三军医大学		

六、中医学类专业教学指导委员会

主任委员

| 张伯礼 | 天津中医药大学 |

副主任委员

翟双庆	北京中医药大学	王之虹	长春中医药大学
谢建群	上海中医药大学	吴勉华	南京中医药大学
范永升	浙江中医药大学	王省良	广州中医药大学

| 范昕建 | 成都中医药大学 | 洪　净 | 国家中医药管理局 |

秘书长

| 周桂桐 | 天津中医药大学 |

委员

王亚利	河北医科大学	周　然	山西中医学院
苗　茂	内蒙古医科大学	巴根那	内蒙古民族大学
石　岩	辽宁中医药大学	李　冀	黑龙江中医药大学
王　键	安徽中医学院	王彦晖	厦门大学
李灿东	福建中医药大学	左铮云	江西中医学院
欧阳兵	山东中医药大学	毛秉豫	南阳理工学院
王　华	湖北中医药大学	熊　辉	湖南中医药大学
杨钦河	暨南大学	吕志平	南方医科大学
黄岑汉	右江民族医学院	唐　农	广西中医药大学
李玛琳	云南中医学院	尼玛次仁	西藏藏医学院
周永学	陕西中医学院	李金田	甘肃中医学院
王北婴	国家中医药管理局中医师资格认证中心	王　琦	北京中医药大学东方医院
冼绍祥	广州中医药大学第一附属医院	胡鸿毅	上海中医药大学附属龙华医院

七、中西医结合类专业教学指导委员会

主任委员

| 高思华 | 北京中医药大学 |

副主任委员

董竞成	复旦大学	施建蓉	上海中医药大学
陈立典	福建中医药大学	郑玉玲	河南中医学院
何清湖	湖南中医药大学

秘书长

| 王　伟 | 北京中医药大学 |

委员

| 杜惠兰 | 河北医科大学 | 战丽彬 | 大连医科大学 |

刘宏岩	长春中医药大学	范 恒	华中科技大学
向 楠	湖北中医药大学	陈利国	暨南大学
王新华	广州医学院	郭 姣	广州中医药大学
罗伟生	广西中医药大学	王家辉	海南医学院
曹文富	重庆医科大学	钟 森	成都中医药大学
张 帆	贵阳中医学院	李 锋	第四军医大学
哈木拉提·吾甫尔	新疆医科大学		

八、药学类专业教学指导委员会

主任委员

| 姚文兵 | 中国药科大学 | | |

副主任委员

徐 萍	北京大学	赵广荣	天津大学
吴春福	沈阳药科大学	王喜军	黑龙江中医药大学
朱依谆	复旦大学	蔡宝昌	南京中医药大学
宋 航	四川大学	江德元	国家食品药品监督管理局

秘书长

| 徐晓媛 | 中国药科大学 | | |

委员

刘 刚	清华大学	赵 明	首都医科大学
马长华	北京中医药大学	段宏泉	天津医科大学
曹德英	河北医科大学	陈朝军	内蒙古医科大学
付学奇	吉林大学	孙建平	哈尔滨医科大学
李晓波	上海交通大学	宋恭华	华东理工大学
徐菁利	上海工程技术大学	印晓星	徐州医学院
曾 苏	浙江大学	姚日生	合肥工业大学
李 俊	安徽医科大学	许 钒	安徽中医学院
许建华	福建医科大学	娄红祥	山东大学
章亚东	郑州大学	陈子林	武汉大学

项光亚	华中科技大学	张 珩	武汉工程大学
黄 民	中山大学	祝晨蔯	广州中医药大学
杨 帆	广东药学院	陈 旭	桂林医学院
张俊清	海南医学院	董 志	重庆医科大学
王聚乐	西藏大学	傅 强	西安交通大学
热娜·卡斯木	新疆医科大学	柴逸峰	第二军医大学
葛卫红	南京鼓楼医院		

九、中药学类专业教学指导委员会

主任委员

匡海学　黑龙江中医药大学

副主任委员

乔延江	北京中医药大学	高秀梅	天津中医药大学
张大方	长春中医药大学	刘红宁	江西中医学院
朱 华	广西中医药大学	彭 成	成都中医药大学

秘书长

李永吉　黑龙江中医药大学

委员

李医明	上海中医药大学	吴 皓	南京中医药大学
孔令义	中国药科大学	仇佩虹	温州医学院
来平凡	浙江中医药大学	彭代银	安徽中医学院
褚克丹	福建中医药大学	周洪雷	山东中医药大学
高致明	河南农业大学	冯卫生	河南中医学院
王有为	武汉大学	黄必胜	湖北中医药大学
张荣华	暨南大学	余林中	南方医科大学
徐晓玉	西南大学	张庆芝	云南中医学院
王昌利	陕西中医学院	王四旺	第四军医大学
王津慧	青海大学	薛 洁	新疆医科大学
周 杰	国家中医药管理局		

十、法医学类专业教学指导委员会

主任委员

侯一平　　四川大学

副主任委员

丛　斌　　河北医科大学　　　　　王保捷　　中国医科大学

周　韧　　浙江大学　　　　　　　李生斌　　西安交通大学

秘书长

张　林　　四川大学

委员

常　林　　中国政法大学　　　　　施海发　　河北工程大学

王英元　　山西医科大学　　　　　沈忆文　　复旦大学

蔡红星　　徐州医学院　　　　　　陈肖鸣　　温州医学院

张幼芳　　浙江警察学院　　　　　闫红涛　　郑州大学

莫耀南　　河南科技大学　　　　　樊爱英　　新乡医学院

孟祥志　　武汉大学　　　　　　　黄代新　　华中科技大学

蔡继峰　　中南大学　　　　　　　赵　虎　　中山大学

王慧君　　南方医科大学　　　　　邓世雄　　重庆医科大学

杜　冰　　川北医学院　　　　　　余　舰　　遵义医学院

李利华　　昆明医科大学　　　　　陈　晓　　新疆医科大学

十一、医学技术类专业教学指导委员会

主任委员

樊绮诗　　上海交通大学

副主任委员

康熙雄　　首都医科大学　　　　　郭启勇　　中国医科大学

吕建新　　温州医学院　　　　　　姜　傥　　中山大学

尹一兵　　重庆医科大学

秘书长

倪培华　　上海交通大学

委员

刘运德	天津医科大学	续　薇	吉林大学
毕胜利	北华大学	姜晓峰	哈尔滨医科大学
王培军	同济大学	滕皋军	东南大学
许文荣	江苏大学	谢鑫友	浙江大学
赵　斌	山东大学	王鹏程	泰山医学院
张　展	郑州大学	冯晓东	河南中医学院
李　艳	武汉大学	谢明星	华中科技大学
王晓春	中南大学	李　山	广西医科大学
涂　蓉	海南医学院	何成奇	四川大学
杜　勇	川北医学院	王　煜	成都体育学院
敖丽娟	昆明医科大学	杨　健	西安交通大学
刘文亚	新疆医科大学	郑峻松	第三军医大学

十二、护理学类专业教学指导委员会

主任委员

郭桂芳　　北京大学

副主任委员

刘华平	北京协和医学院	李红玉	辽宁医学院
安力彬	吉林大学	孙秋华	浙江中医药大学
姜小鹰	福建医科大学	尤黎明	中山大学
姜安丽	第二军医大学	郭燕红	卫生部

秘书长

孙宏玉　　北京大学

委员

吴　瑛	首都医科大学	郝玉芳	北京中医药大学
赵　岳	天津医科大学	陈海英	河北医科大学
李小寒	中国医科大学	李春玉	延边大学
仰曙芬	哈尔滨医科大学	胡　雁	复旦大学
章雅青	上海交通大学	崔　焱	南京医科大学

徐桂华	南京中医药大学	姜丽萍	温州医学院
王维利	安徽医科大学	陈锦秀	福建中医药大学
曹枫林	山东大学	高玉芳	青岛大学
王　强	河南大学	范湘鸿	武汉大学
张静平	中南大学	张广清	广州中医药大学
张立力	南方医科大学	陈　红	四川大学
张先庚	成都中医药大学	李小妹	西安交通大学

十三、全科医学教学指导委员会

主任委员

线福华	首都医科大学		

副主任委员

曾益新	北京协和医学院	吕　刚	辽宁医学院
宋柏林	长春中医药大学	施　榕	上海交通大学
韦　波	广西医科大学	郭爱民	卫生部

秘书长

路孝琴	首都医科大学		

委员

李海潮	北京大学	武宇明	河北医科大学
王庸晋	长治医学院	蒋　健	上海中医药大学
潘景业	温州医学院	李俊伟	浙江中医药大学
胡传来	安徽医科大学	郑振佺	福建医科大学
袁兆康	南昌大学	李士雪	山东大学
董卫国	武汉大学	卢祖洵	华中科技大学
杨土保	中南大学	罗良平	暨南大学
王家骥	广州医学院	谢协驹	海南医学院
李双庆	四川大学	姜润生	昆明医科大学
米　玛	西藏藏医学院	王明旭	西安交通大学
尹　文	第四军医大学	李玉民	兰州大学
代青湘	青海大学		

古丽巴哈尔·卡德尔　　新疆医科大学

郭宏伟　黑龙江省教育学院

十四、医学人文素质教学指导委员会

主任委员

张金钟　天津中医药大学

副主任委员

张大庆	北京大学	谷晓红	北京中医药大学
段志光	山西医科大学	鲁映青	复旦大学
田勇泉	中南大学	步　宏	四川大学

秘书长

于　越　天津中医药大学

委员

王晓燕	首都医科大学	刘惠军	天津医科大学
武菊芳	河北医科大学	董玉宽	辽宁医学院
官福清	大连医科大学	于双成	吉林大学
尹　梅	哈尔滨医科大学	于德华	同济大学
张艳萍	上海交通大学	张开金	东南大学
王锦帆	南京医科大学	张宗明	南京中医药大学
施卫星	浙江大学	唐闻捷	温州医学院
黄文秀	浙江中医药大学	胡　志	安徽医科大学
杨光华	江西中医学院	潘　芳	山东大学
袁俊平	滨州医学院	贾成祥	河南中医学院
宇传华	武汉大学	乐　虹	华中科技大学
刘江华	南华大学	吴忠道	中山大学
邱鸿钟	广州中医药大学	严金海	南方医科大学
董塔健	广西中医药大学	吴江生	海南医学院
龙　艺	遵义医学院	张瑞宏	昆明医科大学
庄贵华	西安交通大学	郭　琦	兰州大学
田淑卿	宁夏医科大学	杨　放	第二军医大学

　　资料来源：《教育部关于成立 2013～2017 年教育部高等学校教学指导委员会的通知》（2013 年 4 月 9 日　教高函[2013]4 号）

全国医学专业学位研究生教育指导委员会名单

主任委员

刘　谦	国家卫生计生委	副主任

副主任委员

秦怀金	国家卫生计生委科教司	司长
柯　杨	北京大学	常务副校长
李立明	北京协和医学院	党委书记

临床医学分委员会

召集人

段丽萍	北京大学	教授
黄爱龙	重庆医科大学	教授

委　员　（按姓氏笔画排列）

王　辰	中日友好医院	院长
万学红	四川大学	教授
王晓民	首都医科大学	教授
刘继红	华中科技大学	教授
沈柏用	上海交通大学	教授
张建宁	天津医科大学	教授
张雁灵	中国医师协会	会长
邵淑娟	大连医科大学	教授
余敏斌	中山大学	教授
袁重胜	哈尔滨医科大学	教授
张抒扬	北京协和医学院	教授
王志农	第二军医大学	教授
桂永浩	复旦大学	教授
唐其柱	武汉大学	教授
黄　河	浙江大学	教授
周胜华	中南大学	教授
阚全程	郑州大学	教授

口腔医学分委员会

召集人

郭传瑸	北京大学	教授
陈　智	武汉大学	教授

委　员　（按姓氏笔画排列）

王松灵	首都医科大学	教授

王　兴	中国口腔医学会	会长
张　斌	哈尔滨医科大学	教授
沈国芳	上海交通大学	教授
陈吉华	第四军医大学	教授
周学东	四川大学	教授

公共卫生分委员会

召集人

李立明（兼）

汪　玲	复旦大学	教授

委　员　（按姓氏笔画排列）

刘　娅	吉林大学	教授
李晓松	四川大学	教授
吕兆丰	中华医学会教育分委员会	主任
冯子健	中国疾病预防控制中心	副主任
孙长颢	哈尔滨医科大学	教授
邬堂春	华中科技大学	教授
孟庆跃	北京大学	教授
凌文华	中山大学	教授
曹　佳	第三军医大学	教授

护理分委员会

召集人

尚少梅	北京大学	教授
赵　岳	天津医科大学	教授

委　员　（按姓氏笔画排列）

尤黎明	中山大学	教授
李小妹	西安交通大学	教授
胡秀英	四川大学	教授
刘华平	北京协和医院	教授
胡　雁	复旦大学	教授
崔　焱	南京医科大学	教授

秘书长　　段丽萍（兼）

副秘书长　汪　玲（兼）

　　　　　　崔　爽（北京大学）

秘书处设在北京大学

　　资料来源：《国务院学位委员会　教育部　人力资源社会保障部关于全国金融等28个专业学位研究生教育指导委员会换届的通知》（学位[2016]12号）

全国药学专业学位研究生教育指导委员会名单

主任委员

吴　浈　　国家食品药品监督管理总局　　　　　副局长

副主任委员

陆　涛　　中国药科大学　　　　　　　　　　　副校长

王立丰　　国家食品药品监督管理总局　　　　　司长
　　　　　药品化妆品注册管理司

委　员　　（按姓氏笔画排列）

丁丽霞　　中国药学会　　　　　　　　　　　　副理事长兼秘书长

方　浩　　山东大学　　　　　　　　　　　　　教授

马丽红　　吉林省学位办　　　　　　　　　　　副主任

李　波　　中国食品药品检定研究院　　　　　　院长

杨　波　　浙江大学　　　　　　　　　　　　　教授

宋少江　　沈阳药科大学　　　　　　　　　　　教授

陆伟跃　　复旦大学　　　　　　　　　　　　　教授

邵　蓉　　中国药科大学　　　　　　　　　　　教授

周福成　　国家食品药品监督管理总局　　　　　主任
　　　　　执业药师资格认证中心

周德敏　　北京大学　　　　　　　　　　　　　教授

黄　民　　中山大学　　　　　　　　　　　　　教授

黄　园　　四川大学　　　　　　　　　　　　　教授

秘书长

邵　蓉（兼）

秘书处设在中国药科大学

　　资料来源：《国务院学位委员会　教育部　人力资源社会保障部关于全国金融等
28 个专业学位研究生教育指导委员会换届的通知》（学位[2016]12 号）

教育部和国家卫生计生委共建的医学院校名单

第一批：2010 年，以下 10 所院校成为教育部、卫生部共建的医学院校

1. 北京大学医学部
2. 北京协和医学院（清华大学医学部）
3. 吉林大学白求恩医学部
4. 复旦大学上海医学院
5. 上海交通大学医学院
6. 浙江大学医学部
7. 华中科技大学同济医学院
8. 中南大学湘雅医学院
9. 中山大学中山医学院
10. 四川大学华西医学中心

第二批：2015 年，以下学校成为国家卫计委、教育部和学校所在省市共建的医学院校

1. 首都医科大学
2. 中国医科大学
3. 哈尔滨医科大学
4. 南京医科大学
5. 天津医科大学
6. 南方医科大学
7. 重庆医科大学
8. 温州医科大学
9. 安徽医科大学

另外，2015 年，暨南大学医学院成为国务院侨办、国家卫计委和教育部共建的医学院。

第三批：2016 年，河北省人民政府、国家卫计委和教育部共建河北医科大学；新疆维吾尔自治区人民政府、国家卫计委和教育部共建新疆医科大学；宁夏回族自治区人民政府、国家卫计委和教育部共建宁夏医科大学。

国外医科强校举要

美国

哈佛大学	加州大学-旧金山
华盛顿大学-西雅图	约翰霍普金斯大学
斯坦福大学	哥伦比亚大学
德克萨斯大学西南医学中心	加州大学-洛杉矶
耶鲁大学	北卡罗来纳大学-教堂山
匹兹堡大学	梅奥临床医学院
密歇根大学-安娜堡	宾夕法尼亚大学
范德堡大学	加州大学-圣地亚哥
德克萨斯大学安德森肿瘤中心	明尼苏达大学-双城
杜克大学	康乃尔大学
威斯康星大学-麦迪逊	加州大学-伯克利
西北大学(美国)	波士顿大学
埃莫里大学	芝加哥大学
犹他大学	德克萨斯大学卫生科学中心-休斯敦
华盛顿大学-圣路易斯	塔夫茨大学
麻省理工学院	贝勒医学院
布朗大学	西奈山医学院
纽约大学	俄勒冈卫生科学大学
俄亥俄州立大学-哥伦布	佛罗里达大学
南加州大学	罗切斯特大学
加州大学-戴维斯	凯斯西储大学
马萨诸塞大学医学院	阿拉巴马大学—伯明翰

英国

剑桥大学	伦敦大学学院
牛津大学	伦敦帝国学院
伦敦国王学院	诺丁汉大学
爱丁堡大学	格拉斯哥大学
布里斯托尔大学	伦敦大学玛丽女王学院
卡迪夫大学	谢菲尔德大学
伯明翰大学	伦敦大学卫生与热带医学学院

瑞典

卡罗林斯卡学院　　　　　　　哥德堡大学

乌普萨拉大学

加拿大

多伦多大学　　　　　　　　　麦吉尔大学

麦克马斯特大学　　　　　　　阿尔伯塔大学

英属哥伦比亚大学　　　　　　卡尔加里大学

荷兰

莱顿大学　　　　　　　　　　阿姆斯特丹大学

阿姆斯特丹自由大学　　　　　伊拉兹马斯大学

乌得勒支大学　　　　　　　　马斯特里赫特大学

格罗宁根大学

澳大利亚

墨尔本大学　　　　　　　　　阿德雷德大学

莫纳什大学　　　　　　　　　昆士兰大学

西澳大利亚大学　　　　　　　悉尼大学

瑞士

苏黎世大学　　　　　　　　　巴塞尔大学

伯尔尼大学

比利时

鲁汶大学(佛兰德语)　　　　　根特大学

挪威

奥斯陆大学

日本

京都大学　　　　　　　　　　东京大学

德国

海德堡大学　　　　　　　　　法兰克福大学

慕尼黑工业大学　　　　　　　慕尼黑大学

西班牙

巴塞罗那大学

丹麦

哥本哈根大学　　　　　　　　奥胡斯大学

芬兰

赫尔辛基大学

奥地利

维也纳医科大学

法国

巴黎第五大学　　　　　　　　巴黎第十一大学

巴黎第六大学　　　　　　　　巴黎第七大学

意大利

都灵大学

资料来源：根据软科世界大学学术排名（2016），选取在医科（临床医学和药学）领域排名前 100 名的高校。

参 考 文 献

高田，哈鸿潜. 2002. 近现代台湾的医学院校. 中华医史杂志，32（1）：49-53.

国家卫生计生委. 2014. 住院医师规范化培训基地目录. http://www.moh.gov.cn/qjjys/s3593/201412/93162d05c9344c19ac75edf0ed9eb031.shtml[2016-06-20].

国家医学考试网. 2002-2014 年经教育部审批同意设置的高职（专科）临床医学类专业点名单. http://www. nmec.org.cn/Pages/ArticleInfo-4-10757.html[2016-06-20].

国务院学位办. 2007. 中国学位授予单位名册（2006 年版）. 北京：高等教育出版社.

国务院学位委员会. 2011. 2010 年审核增列的博士和硕士学位授权一级学科名单. http://www.moe.edu.cn/ publicfiles/business/htmlfiles/moe/moe_820/201104/117375.html[2016-06-20].

国务院学位委员会. 2016. 2016 年动态调整撤销和增到的学位授权点名单. http://www.moe.edu.cn/s78/A22/xwb_left/zcywlm_xwgl/moe_818/201610/t20161019_285495.html[2016-12-30].

教育部. 2009. 教育部关于批准第六届高等教育国家级教学成果奖获奖项目的决定. http://www.moe.edu.cn/ publicfiles/business/htmlfiles/moe/s4525/200909/xxgk_64410.html[2016-06-20].

教育部. 2014. 教育部关于批准 2014 年国家级教学成果奖获奖项目的决定. http://www.moe.edu.cn/publicfiles/ business/htmlfiles/moe/s7000/201409/174749.html[2016-06-20].

教育部. 2015. 2014 年度普通高等学校本科专业备案或审批结果. http://www.moe.edu.cn/publicfiles/bu siness/ htmlfiles/moe/s4930/201503/185270.html[2016-06-20].

教育部. 2016. 2015 年度普通高等学校本科专业备案和审批结果. http://www.moe.edu.cn/srcsite/A08/moe_1034/s4930/201603/t20160304_231794.html[2016-06-20].

教育部. 2015. 2015 年新设置的高职临床医学类专业点名单. http://www.moe.edu.cn/publicfiles/business/htmlfiles/ moe/s5972/201505/187828.html[2016-06-20].

教育部. 2016. 2016 年国家控制的高职专业设置审批结果. http://www.moe.gov.cn/ srcsite/A07/moe_953/ 201604/t20160401_236222.html[2016-06-20].

教育部发展规划司. 2015. 中国高等学校大全（2015 年版）. 北京：北京大学出版社.

全国学位与研究生教育数据中心. 2016. 专业学位一览. http://www.cdgdc.edu.cn/xwyyjsjyxx/gjjl[2016-06-20].

台湾"教育部". 2016. 105 学年度大学校院一览表. http://ulist.moe.gov.tw[2016-12-30].

中国医学学位体系及其标准研究课题组. 2008. 世界主要国家和地区医学学位体系概况. 北京：高等教育出版社.